健康是人生第一財富

健康，從養胃開始

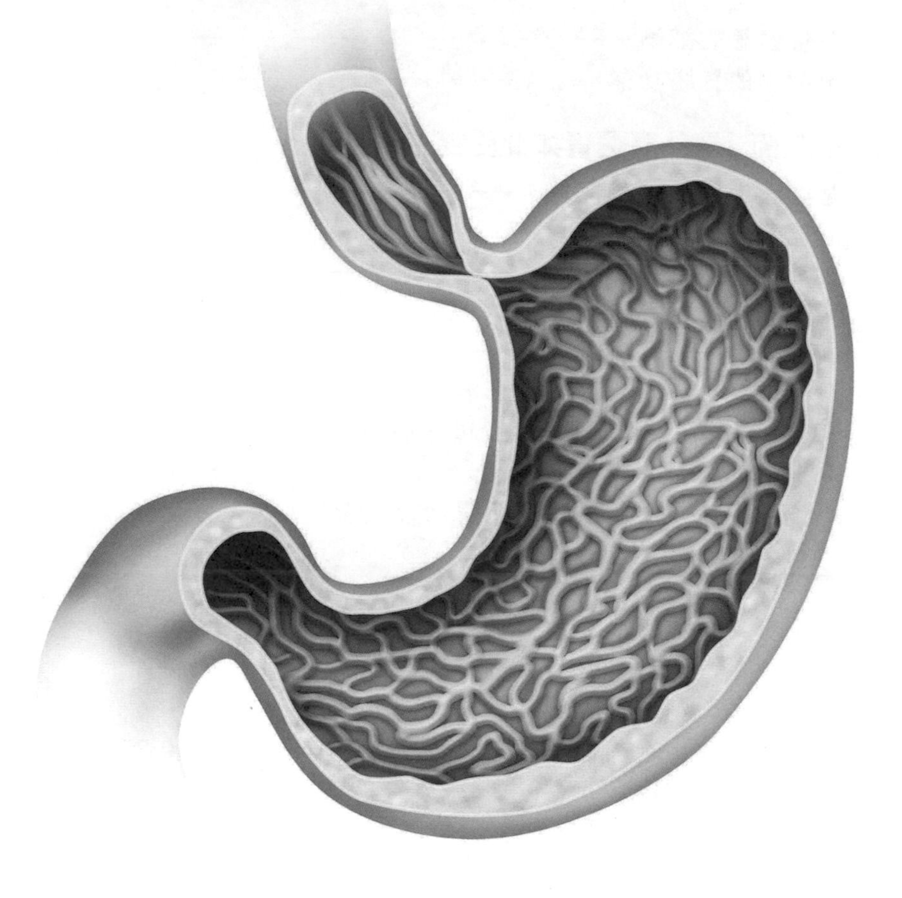

劉安祥◎著

目錄 CONTENTS

第二章 治胃病，做自己的護理醫生 / 041

第一節　識別胃病早期症狀 / 042

第二節　瞭解常見的胃病檢查方法 / 063

第三節　做好胃病的預防工作 / 077

目錄 CONTENTS

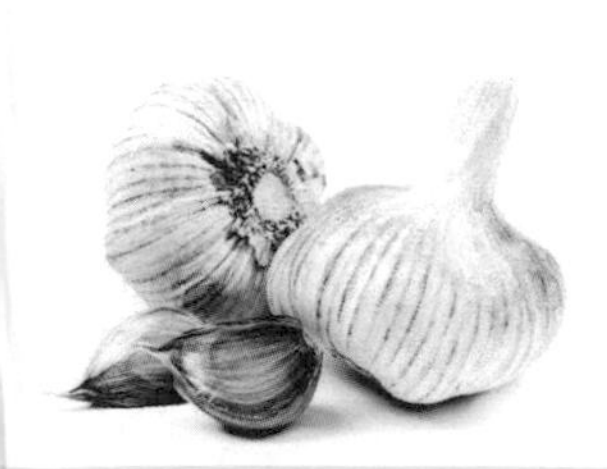
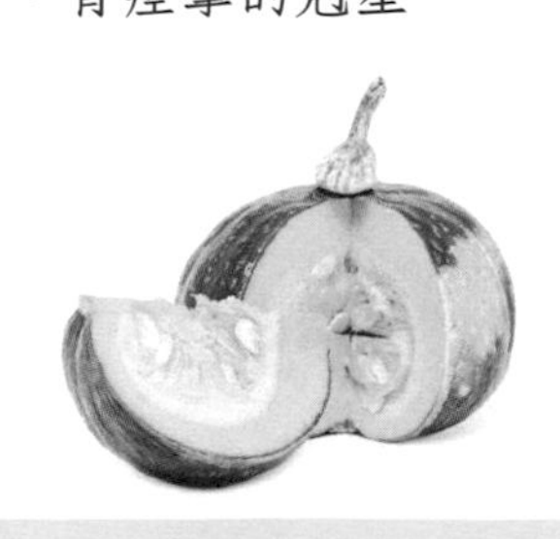
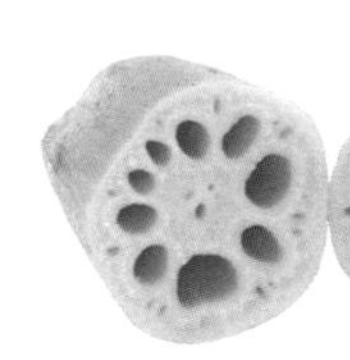
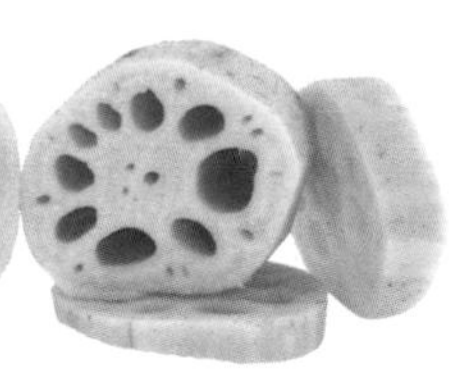

目錄 CONTENTS

第四章 勤運動，科學鍛煉的養胃之道 / 139

第一節 運動養胃，適量是原則 / 140

第二節 運動方式，合適的才是最好的 / 149

第五章 好心態，養胃切忌愁滿腸 / 163

目錄 CONTENTS

第八章 藥為治，胃腸有病莫拖延 / 215

第一節 胃病用藥，要有原則 / 216

第二節 治胃病，對症下藥療效佳 / 228

前 言

多少年來，無數人用他們的親身經歷告訴我們這樣一個道理：「健康是1，其他是0。」也就是說，當我們身體健康的時候，知識、地位、財富能使我們變得富有；但如果沒有健康，就好比拿掉了那個「1」，沒了「1」，再多的「0」也沒有意義。

然而，在日益激烈的競爭環境下，現代人承載了太多的壓力，健康變得岌岌可危，各種疾病接踵而至。胃作為人體最主要的消化器官之一，是人體生命活動所必需營養物質的吸收場所，胃功能關係著身體的健康。

據統計，醫院的胃鏡檢查者中，有80%的患者被確診為慢性胃炎，且在胃病患者中有40%屬病情嚴重。由此可見，防治胃病是十分必要的。

多數人一旦患上胃病，就直接採取「飲食禁忌法」，忽視了飲食結構和均衡營養對養胃的重要性，這可說是本末倒置。那麼，如何才能讓我們的胃擁有健康呢？未病先防是養胃的最佳良策，為此，我們精心打造了這本書，旨在讓廣大讀者從日常生活中打好「保胃戰」。

本書以嚴謹的科學態度，採用通俗易懂的語言，詳細介紹了養胃的各個面向。它是一本實用性很強的健康知識書，可使讀者學會日常生活中養胃的方法，以達到延年益壽的目的。

第一章

知胃腸，養胃常識早知道

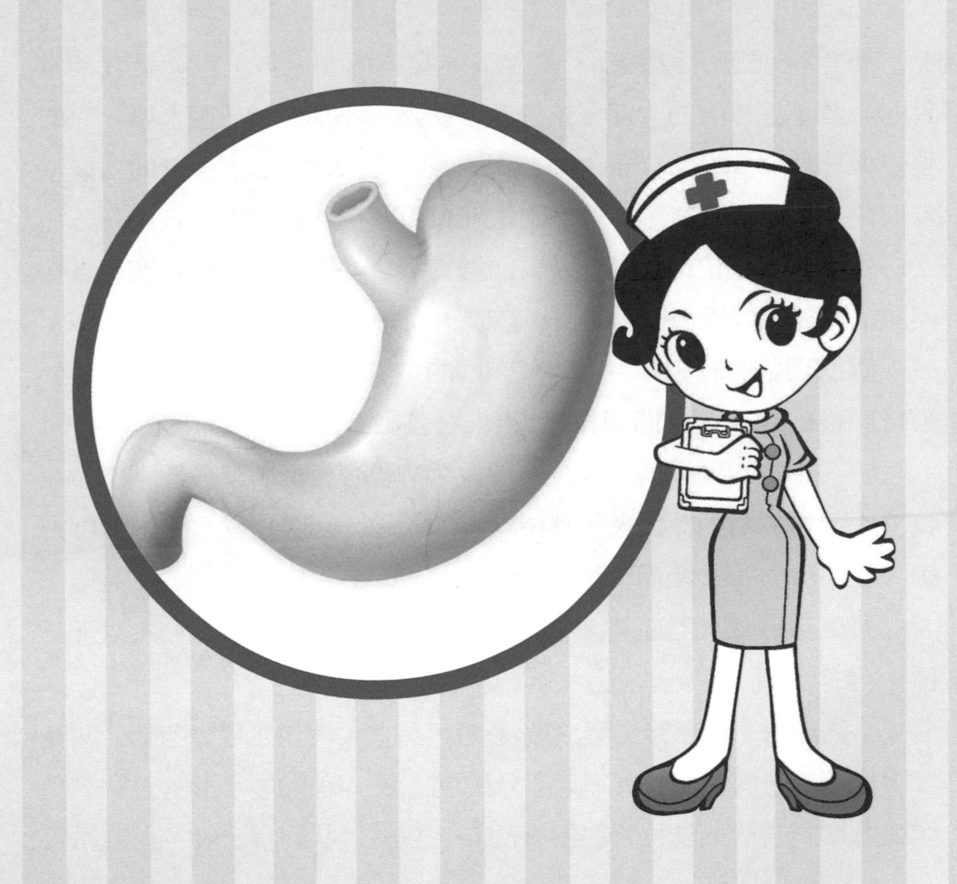

第一節 認識人體的「後天之本」

胃在人體中的位置及組織結構

正常情況下，胃處於人體膈下，腹腔的左上方，也就是我們常說的心窩下面。胃的大部分位於左季肋區，小部分位於腹上區。它的整體像一個有彈性的袋子，分為胃小彎、胃大彎、貼近腹壁的胃前壁及與之相對應的胃後壁。胃的上端連接食道處的部位稱為賁門，下連十二指腸處的部位稱為幽門。胃前壁介於肝左葉與左肋弓之間，直接與腹前壁相貼。胃後壁與胰、橫結腸、左腎和左腎上腺相鄰。

胃底與膈和脾相鄰。賁門與幽門的位置一般比較固定，賁門位於第11胸椎的左側，幽門則在第1腰椎右側附近。需要注意的是，當胃下垂時，幽門有可能垂入盆腔。胃大彎的位置較低，其最低點一般在臍平面。胃的活動性很大，其位置可因體位、橫膈運動、胸腹內壓力和腹腔內壓力的改變而改變。

胃的形狀像人的面孔，各式各樣，因人而異，大致可分為以下三種。

1.鉤形胃：鉤形胃又稱「J」形胃，胃底、胃體、胃竇各部分的寬度大致相等，其胃內腔上下兩部分接近一致，呈「J」字形垂直狀，角切跡明顯，胃的最低位置與髂脊同高，這種形狀的胃一般多見於體質強壯者，是三種形狀中最常見的一種類型。

2.牛角胃：牛角胃又稱高度張力胃，其位置較高。常懸在肋緣之下，橫置於上腹部，胃的下緣常在臍上，呈牛角形狀，胃腔上部特別寬大，愈接近幽門部愈窄，角切跡不明顯，幽門偏向脊柱的右側，是胃的最低部，這種形狀的胃多見於小兒及矮胖體型的人。

3.下垂胃：下垂胃又稱長胃、無力型胃，胃底較窄，胃體及幽門竇較寬大，胃腔上窄下寬，胃體垂直下降，而幽門左下方斜升，所以角切跡明顯地呈銳角，胃大彎可抵達髂脊水平面以下，甚至進入腔內，幽門貼附於脊柱稍右側，這是屬於低緊張度的胃，多見於體形瘦長的人。

胃是一個中空的由肌肉組成的容器，上接食道，下接十二指腸。胃部由上至下可分為六大部分，即賁門、胃底、胃體、胃角、胃竇和幽門。胃部與食道連接的部位稱為賁門。幽門是胃部與十二指腸連接的位置，在這裡有幽門括約肌形成的幽門瓣，它是控制食物從胃向小腸運動的定向開關。食物向小腸運動時，幽門括約肌舒張，幽門瓣打開；食物若由小腸向胃的方向流動，則幽門瓣關閉，阻止食物倒流。

中醫對胃的分區與現代醫學不大相同，胃的上口賁門處，中醫稱之為「上脘部」；胃的下口幽門處，叫「下脘部」；下脘部與上脘部之間的部分叫「中脘部」。上、中、下三脘合稱「胃脘部」。

胃的排空就是指胃內容物進入十二指腸的過程。一般情況下，當食物進入胃後5分鐘，此過程便開始，從胃的賁門部出現蠕動波，並向幽門方向前進。食物刺激胃壁是促進胃排空的動力，當幽門括約肌開放，胃運動加強、胃內壓大於十二指腸壓時，胃內容物即可進入十二指腸；而進入十二指腸的胃內容物通過腸壁的酸、脂肪、滲透壓感受器，反射性地引起胃運動減弱、排空減慢，對胃的運動和排空起抑制作用。當進入十二指腸的胃的分泌物——鹽酸被中和，消化的食物被吸收後，對胃的抑制作用便逐漸消失，胃的運動又逐漸增強，直至另一部分胃內容物被排到十二指腸。所以，胃的排空是間斷進行的，不同食物的排空速度也是不同的。

一般情況下，稀的流體食物比黏稠或固體食物排空速度快；顆粒小的、碎的食物比大塊的食物排空速度快；糖類食物比脂肪類食物排空速度快。對於混合性食物，胃完全排空的時間為4～6小時。因此，在進食時應細嚼慢嚥，不宜多食脂肪高的食物，以利於胃的按時排空，減輕胃的負擔。

胃的入口醫學上稱為賁門，即胃與食道的連接處。正常情況下賁門位於橫膈食道裂孔的下方2～4公釐處。由於食道黏膜為稜狀上皮細胞，胃黏膜為柱狀上皮細胞，在胃與食道交界的黏膜處可看到一條不規則、呈環行的齒狀改變的交界線，稱為齒狀線。此處存在生理性高壓區，在功能上有括約肌的作用，所以也稱為下食道括約肌，具有防止胃內容物向食道內反流的作用。

胃的出口就是胃與十二指腸相連處，醫學上稱為幽門。幽門處有括約肌，具有節律性收縮並維持一定壓力的作用。在靜止時，幽門部位的壓力大於胃竇部和十二指腸部，隨著胃竇的不停蠕動，不斷把食物推送入十二指腸；同時由於幽門節律性地收縮，又限制了胃內容物過多地排入十二指腸。在胃竇壓力升高的早期，胃內容物繼續排出幽門；當十二指腸球部壓力升高時，幽門括約肌收縮，排出立即停止；

當胃酸和脂肪食物進入十二指腸時，幽門處壓力可急劇上升。因此說幽門對胃的排空和防止十二指腸內容物反流入胃均有一定的作用。

胃壁共分四層，自內向外依次為黏膜層、黏膜下層、肌層和漿膜層。

1.黏膜層：在空腹時，黏膜形成許多皺襞。當胃被食物充滿後，皺襞即變為低平或全部消失。臨床上，胃黏膜皺襞的改變，常表示有病變的發生。

胃小彎、幽門部的黏膜較平滑，神經分佈豐富，是酸性食物必經之路，易受機械損傷及胃酸消化酶的作用，所以易發生潰瘍。

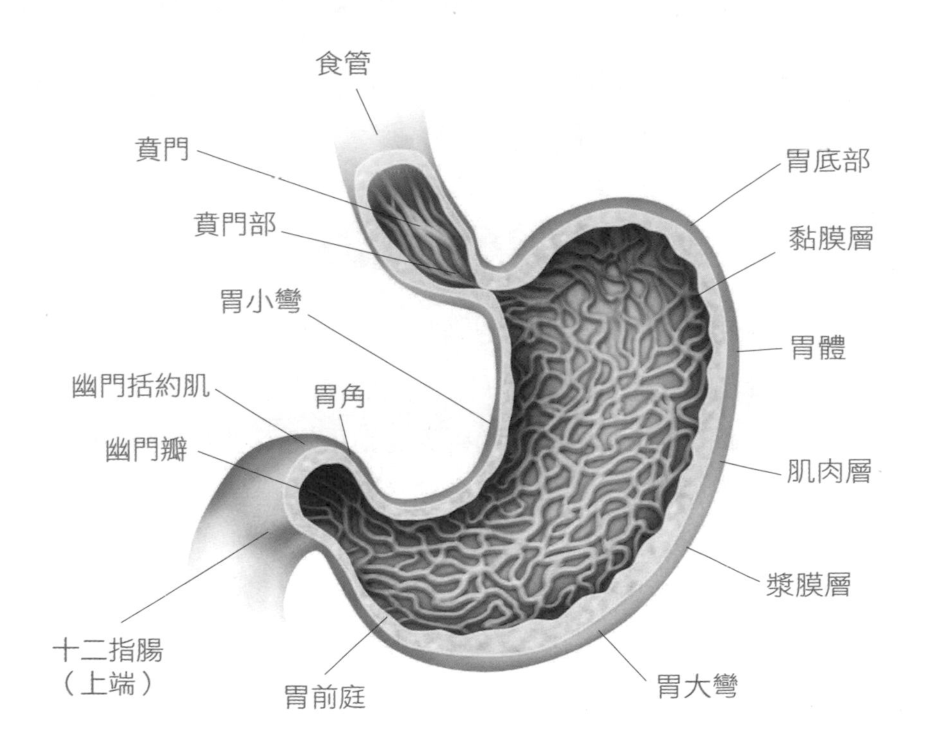

2.黏膜下層：由疏鬆結締組織和彈性纖維組成，起緩衝作用。當胃擴張或蠕動時，黏膜可伴隨這種活動而伸展或移位。此層含有較多的血管、神經叢和淋巴管。胃黏膜發炎或患黏膜癌時，可經黏膜下層擴散。

3.肌層：胃壁的肌層很發達，由三層平滑肌組成。外層為縱形肌，以大彎和小彎部分較發達；中層為環形肌，在賁門和幽門處變得很厚，形成賁門括約肌和幽門括約肌；內層為斜形肌，由賁門左側沿胃底向胃體方向分佈，以下逐漸分散、變薄，直至不見。在環形肌與縱形肌之間，含有肌層神經叢。胃的各種生理運動主要靠肌層來完成。

4.漿膜層：胃壁的漿膜層是覆蓋在胃表面的部分。其覆蓋主要是在胃的前上方和後下方，並在胃小彎和胃大彎處分別組成網膜結構。

胃在人體內的作用

胃是人體的重要器官。胃的功能健全，則內能營養臟腑，外能潤澤肌膚，維持人體的生命活動，故古人稱脾胃為「後天之本」。胃能接受、儲存攝入的食物，並通過胃的運動和分泌液將食物攪拌、消化、殺菌，形成食糜，然後再將食糜排送到十二指腸，以便進一步消化和吸收。胃的功能主要有以下幾種。

1.儲存食物：人的胃就像一個有彈性的大口袋，是人體巨大的食品庫，其容量為1500～3000毫升。進食時通過舒張胃底和胃體部的肌肉，關閉幽門，使食物停留在胃內進行消化。

2.消化和吸收：通過胃的蠕動和分泌胃液，對食物進行消化。胃內還吸收少量的水分和酒精。

3.分泌功能：胃可以分泌胃酸、胃蛋白酶等胃液成分，還可以分泌促胃液素、胃動素和生長抑素等激素。

4.防禦功能：胃有黏液屏障、胃酸，並且含有大量的免疫球蛋白以及淋巴細胞等，可以防止致病微生物和異物侵入。

雖說胃酸為攻擊因素，但大家不要提到胃酸就想到它導致我們反酸和胃潰瘍。其實胃酸更多時候扮演的是「胃的守護神」的角色。胃酸除了可以消化食物外，還可以防止胃內容物腐敗、發酵，是不可缺少的胃液成分。胃內攻擊因素和保護因素的平衡是很重要的。保持平衡的胃，才是健康的胃。

老年人隨著年齡的增加，胃酸分泌會減少。胃酸分泌減少，保護胃黏膜、防止胃酸侵蝕的黏液也隨之減少，從而引起炎症；胃酸減少，食用肉類時易發生消化不良；胃酸減少，B族維生素和鎂的吸收會變差；胃酸減少，殺菌能力也降低，因而容易發生食物中毒。

老年人因胃酸分泌減少，也會出現食欲不振。飯前吃些富含枸櫞酸的食品，如話梅等，可促進胃酸分泌，吃飯也香。另外還要注意，對醫生開的制酸藥，如常用的奧美拉唑（洛賽克、奧克）等，一定要問清療程，不能因為當時有效，就不斷自己購買服用。一般制

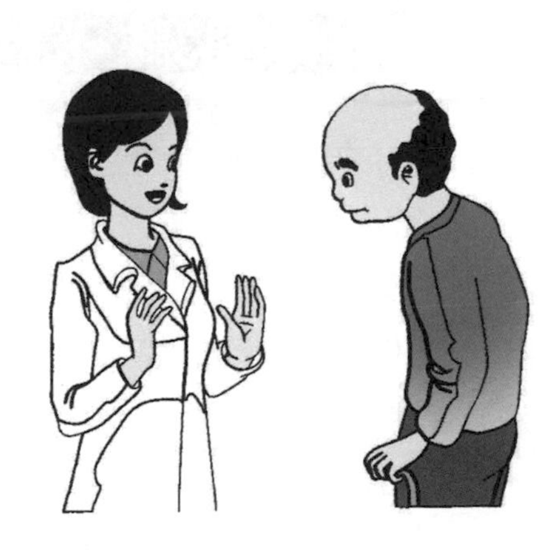

酸藥的療程為2～3周，嚴重潰瘍者可能要服2～3個月，或更長，要遵照醫囑服用。無原則地長期服用，就可能導致上述胃酸過少的問題。

胃的消化期運動主要有以下特點：

1.**容量性舒張**：當咀嚼和吞嚥時，通過神經反射引起胃底和胃體肌肉的舒張，這就是胃的容量性舒張。容量性舒張使胃腔容量由空腹時的50毫升，增加到進食後的1.5升，以適應攝入大量食物的需要，起到儲存食物的作用，而胃內壓力變化不大。

2.**緊張性收縮**：胃被充滿後，就開始恢復它持續較長時間緩慢的緊張性收縮，並逐漸加強，使胃腔內具有一定壓力。這種壓力有助於胃液滲入食物，協助推動食糜向下移動。另外，這種收縮還有助於保持胃的位置和形狀。

3.**蠕動食物**：食物進入胃後約5分鐘就開始蠕動。蠕動波從賁門開始，向幽門方向進行，以使胃的內容物進入十二指腸。

中醫對胃的認識

中醫學以胃為六腑之一，又稱胃為胃脘。認為胃為「水穀之海」，是人體的「後天之本」，可以「腐熟水穀」（消化食物），促使胃內容物通降（胃排空）。胃的生理功能在於調節胃陽和胃陰的平衡。胃陽可以提供溫運的熱量，促進胃的收縮、舒張和蠕動，有利於將食物消化成為食糜；胃陰可以滋潤胃腑，制約胃陽偏亢。由於胃陽的溫運和胃陰的滋潤，才使胃具有儲納食物、初步消化食物和轉運食糜的功能。

胃的生理特性有：

1.胃氣主降：《醫學入門 臟腑》中稱「凡胃中腐熟水穀，其滓穢自胃之下口，傳入於小腸上口，自小腸泌別清濁，水入於膀胱上口，滓穢入於大腸上口」，是指飲食入胃，經過胃的腐熟，初步進行消化之後，必須下行入小腸，再經過小腸的分清泌濁，將濁者下移於膀胱、大腸，排出體外，清者（營養）供應全身需求。胃的這種功能就叫作「胃氣」，只有胃氣通降，匯而不藏，實而不滿，虛實交替，才能生化不息，腐熟水穀。若胃氣不降，滿而不泄，糟粕濁氣留於脾胃，就會出現胃脘脹滿、疼痛、納呆等症。若胃氣不降反而上逆，就會出現呃逆、噁心、嘔吐等症。

2.喜潤惡燥：喜潤惡燥是指胃喜滋潤而惡於燥烈的特性。胃有腐熟水穀的功效，只有胃中津液充足，才能消化水穀，使五臟六腑得到滋養。若胃中津液不足，則會燥氣橫生，出現口乾舌燥、腹脹、口渴等症。

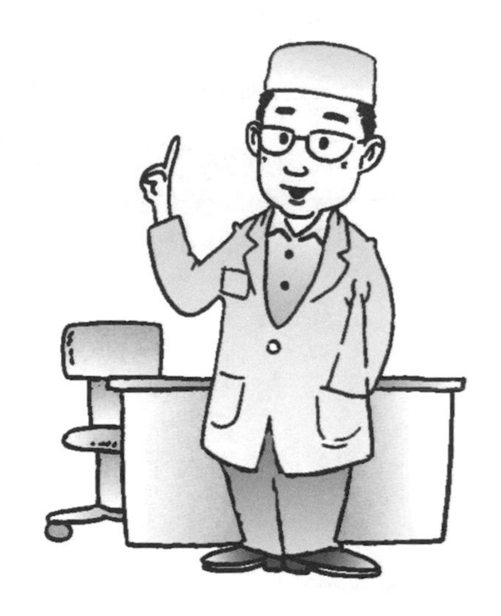

3.胃與脾相表裡：胃和脾通過經絡相連，形成表裡關係。胃與脾，一臟一腑，胃主受納，脾主運化；胃主降氣，脾主升清，二者一升一降，共同完成食物的消化和吸收功能。

測測你的胃腸功能

根據實際情況，完成下面幾道題：

1.經常在寧靜的氣氛下用餐。

□A.確實做到了 □B.基本做到了 □C.部分做到了 □D.沒有做到

2.每天都能定時用餐。

□A.確實做到了 □B.基本做到了 □C.部分做到了 □D.沒有做到

3.用餐時能心平氣和地坐在飯桌旁邊。

□A.確實做到了 □B.基本做到了 □C.部分做到了 □D.沒有做到

4.用餐時只吃七分飽。

□A.確實做到了 □B.基本做到了 □C.部分做到了 □D.沒有做到

5.不吃冷藏或是生冷的食物。

□A.確實做到了 □B.基本做到了 □C.部分做到了 □D.沒有做到

6.用餐時很安靜。

□A.確實做到了 □B.基本做到了 □C.部分做到了 □D.沒有做到

7.用餐時細嚼慢嚥。

□A.確實做到了 □B.基本做到了 □C.部分做到了 □D.沒有做到

8.用餐時已經很餓。

□A.確實做到了 □B.基本做到了 □C.部分做到了 □D.沒有做到

9.如果心情不好，就不用餐。

□A.確實做到了 □B.基本做到了 □C.部分做到了 □D.沒有做到

10.飯後會靜坐、休息一會兒。

□A.確實做到了 □B.基本做到了 □C.部分做到了 □D.沒有做到

如實回答完問題之後，根據選A得3分，選B得2分，選C得1分，選D為0分，計算一下你的得分情況。

❶ 假如你的得分大於或等於28分，那麼恭喜你，你的腸胃功能非常棒。

❷ 假如你的得分大於20且小於28的話，相信你的腸胃功能還不錯。

❸ 假如你的得分在10～20分，那麼你的腸胃功能可能就不是很好了。

❹ 假如你的得分低於10分，那麼就要多加注意了，你的腸胃功能已經存在很大的隱患了！

第二節 是什麼讓胃如此受傷

遺傳因素與胃病的關係

多數人對遺傳因素在胃癌中的作用比較肯定，因為胃癌有明顯的家族聚集性，一般胃癌患者親屬中胃癌的發病率比對照組高4倍。有很多佐證表明潰瘍性結腸炎與遺傳因素有關，患者的直系血緣親屬和雙胞胎中的單合子者容易患病。據統計，大約有10%的大腸癌患者有遺傳因素。其發病年齡較一般患者年輕，部位都發生在結腸曲端，並有多發癌存在。人們將這種現象稱為「癌症家族綜合症」。

慢性胃炎也有明顯的遺傳傾向，例如父母患有慢性胃炎，其子女也容易患病，危險性為正常人的20倍。慢性胃炎的發病有明顯的家族聚集現象，一家人中常有幾個人同時患有慢性胃炎。胃體胃炎即A型胃炎的遺傳性更強些。一些潰瘍病患者有明顯的家族史。潰瘍病患者的父母和子女中，潰瘍病的發病率相當於一般人群的3～5倍。現已普遍認為O型血的人十二指腸潰瘍的發病率比其他血型者高35%左右。

無論從事體力勞動還是腦力勞動，都不能過度勞累，否則就會引起消化器官供血不足，胃黏膜分泌失調，從而導致種種胃病的發生。另外，過度勞累或高強度的工作過後，我們常常會感到身心疲乏，這對於本身就有慢性胃腸道疾病的患者來說會使病情加重，如不注意勞逸結合，及時休息，還可能導致悲劇的發生。

當上班族在連續加班時，過度的勞累致使大腦神經持續興奮，從而抑制了饑餓中樞，同時引起交感神經興奮、迷走神經抑制，進而可產生腹脹、食欲不振、消化不良以及腹瀉、便秘等。中醫也認為過度憂慮會傷脾氣，導致脾氣鬱結，脾胃運化功能失調。

連續的工作不僅會給白領們的身體造成傷害，還會導致工作效率下降。適當活動一下，不僅能調節疲倦的身體，還能保持工作效率，一舉兩得，何樂而不為呢？因此，應該勞而有度、勞逸結合，在稍覺大腦疲倦的時候，就應該起來適當活動一下手腳，眺望一下遠方，對腦力的恢複和神經的調節很有好處。

環境因素對胃的影響

環境因素對胃腸疾病的影響也很大。大腸癌有明顯的地理分佈差異，其高發國家有美國、英國、加拿大、澳洲等；而哥倫比亞、斯里蘭卡、泰國等國家則發病率低。如果發病率低的國家的居民移居到發病率高的國家後，其第一代大腸癌的發病率就有上升趨勢，到第二代就基本與當地人相一致了。這說明大腸癌的發病率隨環境的變化而變化。

胃癌在不同地區的發病率也存在明顯差異，一般認為它與環境因素關係最大，如日本是胃癌高發國家，美國則發病率很低。生活在美國的第二、第三代日本移民，由於生活環境改變，胃癌的發病率也逐漸下降。在中國，各省區胃癌的發病率差別很大，病死率高的青海

（40.62/10萬）與病死率低的廣西（5.16/10萬）之間，相差7.9倍。土壤中鋅與銅含量的比例、硒與鎳含量的升高、鈣與硫酸根比值的降低等，均與胃癌的發生有關。

經常失眠易致胃不和

《黃帝內經》中指出：「胃不和，則臥不安。」胃不和，是指胃病；臥不安，是指睡眠障礙。睡眠障礙可以有四種情況：難以入睡；睡眠中容易醒，醒後又難入睡；早晨醒得太早，醒後不能再睡；嗜睡但夢多，醒來渾身不適。胃病是怎麼引起睡不好的呢？比如飯吃得太飽或是沒有吃飯太餓了，都不能很好地睡眠。慢性胃病如慢性胃炎，同樣會使患者的睡眠發生障礙，儘管有時胃病患者的胃部症狀並不明顯，但由其引起的睡眠障礙卻相當嚴重。

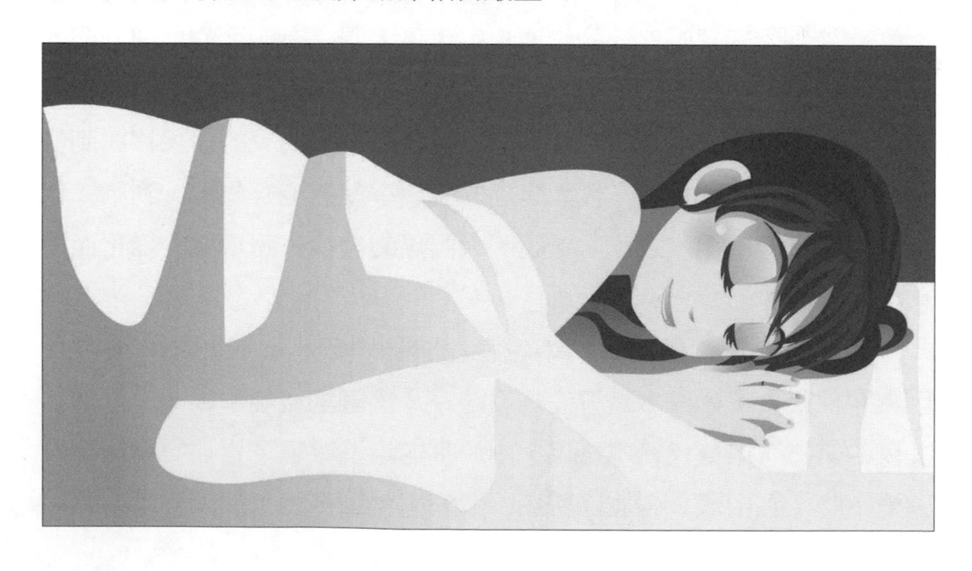

胃病引起的睡眠障礙經常反復，時好時壞，並且一般的安眠藥效果都不理想，有的患者甚至一夜吃十幾片地西泮（安定）片也得不到有效的睡眠。在越來越多的睡眠障礙人群中，許多情況都是由「胃不和」引起的。所以，我們不能一遇到失眠就認為是神經衰弱或神經症，一味地服用安定藥、養神藥，而應該從細微處去瞭解病情。即使醫學檢查結果只是淺表性胃病，胃部感覺只有輕微不適，或者只是原來有過慢性胃病，也應該意識到可能是慢性胃病導致了睡眠障礙，不妨去找找胃病專科醫生，通過治胃來治失眠，往往事半功倍。

減肥，減去了胃健康

減肥一直是很多女性關注的話題。為了減肥，她們可說是使出了渾身解數，其中使用最廣泛的減肥方法就是節食，將一天三餐改為兩餐，早飯不吃，午飯只喝點湯或是吃個水果，甚至晚飯也不吃。這種情況在愛美的女性中隨處可見，她們認為這樣能使自己迅速減肥。其實這樣減肥是很傷身體的，尤其對胃造成很大傷害。

專家指出，人到了用餐時間，胃就會開始蠕動，並且開始分泌胃酸，為消化食物做好準備。可是如果你在這個時間沒有用餐，沒有食物的供給，那麼，消化的就是你的胃壁了。如果長期這樣，就可能造成胃壁變薄，增加胃穿孔的危險。而且這樣的減肥方式還極易造成體重的反彈，因為人體有一種自我保護的機制，如果長期處於饑餓狀態，就可能啟動它，當你恢複正常的飲食後，就會將吸收的能量轉化為脂肪儲存在人體中，以備再次處於饑餓時使用。

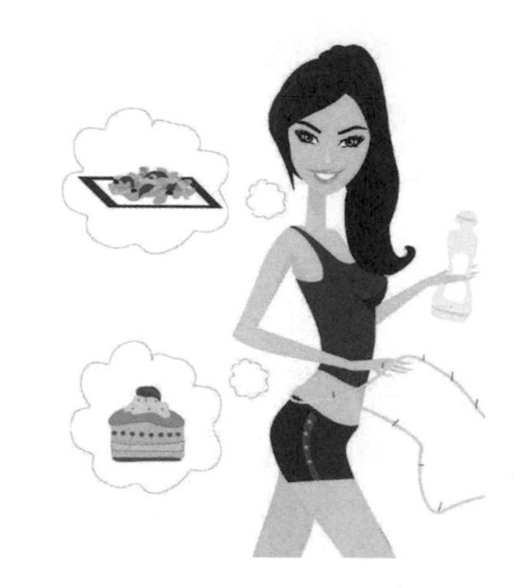

還有一些人吃完飯就急於做運動，認為這樣可以減肥，其實這也是非常錯誤的做法。人在運動的時候血液會流向四肢，剛吃完飯就運動很容易造成胃部的供血不足，從而導致消化不良。所以，最好的方法是吃完飯後先休息5～10分鐘，再出去散散步，這樣不僅有益於身體健康，還能促進胃部的消化。

還有些朋友是通過藥物來減肥的。殊不知，多數減肥藥對胃都有傷害，長期服用其副作用會更加明顯。很多含有番瀉葉的減肥茶，長期食用還會增加癌變的可能，所以各位用藥物來減肥的朋友一定要慎重，別減肥沒成功，卻多出來胃病，那就得不償失了。

想減肥的朋友一定要使用科學的方法，這樣才能既減肥又不至於丟掉健康。減肥首先要保證健康合理的飲食習慣，這包括一日三餐按時吃，早餐必須吃，而且必須保證每頓飯的營養。其次，要做到持之以恆的運動，經常運動能增強人的體質，而運動也是減肥的關鍵，因為運動能消耗人體過多的熱量，從而達到減肥的目的。

口腔衛生也影響胃健康

幽門螺旋桿菌進入胃黏膜後，可引起炎性細胞浸潤、細胞變性壞死等胃部潰瘍病變，也可直接感染胃黏膜上皮細胞，造成炎性病變。

患者在經過一定的治療後，可殺死幽門螺旋桿菌而使潰瘍面癒合。然而，為什麼許多患者往往沒有經過多長時間，胃炎、胃潰瘍又發作了呢？這個問題就跟口腔衛生掛上了鉤。原來，在不潔的口腔內和已污染的牙刷上，暗藏著大量的幽門螺旋桿菌，牙縫以及牙刷深部所遺留的食物殘渣，為這些病菌提供了良好的滋生條件。幽門螺旋桿菌隨唾液和飲食進入胃內，是導致胃炎、胃潰瘍復發的根本原因。

因此，我們要防止病從口入，要做到每天早、晚各刷一次牙，而且是認真仔細地刷；牙刷要定期更換，久用不換的話，牙刷也會成為污染源。

是藥三分毒，藥物對胃的影響

古人云：「是藥三分毒。」有的人說：「補藥無害，多多益善，有病治病，無病強身。」其實這是對補藥的誤解，如人參、黨參、黃芪等滋補藥，如果濫用亂服，同樣也可導致毒副作用。

某些西藥對胃腸病也有影響，如阿司匹林、消炎痛、保泰松等非甾體消炎藥物會引起胃黏膜糜爛，糜爛後會進一步導致慢性胃炎。有些人用瀉藥或通過灌腸來維持排便的「通暢」，雖然暫時可能有效果，但長時間使用就有可能造成胃腸功能紊亂。另外，利血平、水楊酸類和糖皮質激素類藥物會損傷胃黏膜，降低黏膜的抵抗力，刺激胃酸過度分泌，引起潰瘍病的發生。

因此，服用藥物時要注意合理用藥，不濫用，不貪多，要遵醫囑服用。只要善於辨證施治，就能收到藥到病除的預期效果。

應酬、熬夜、壓力過大，引起胃病的導火線

白領、公務員等職業，各類腸胃疾病的發病率之所以高於平均水平，這與他們的生活水準相對較高、體力消耗又相對較少有很大關係。作為白領、公務員，為了工作，他們可能要抽出很多時間去應酬，一不小心就會把自己「應酬」進去，讓吃喝搞垮了身體。

所以在此奉勸那些為了工作而不得不應酬的人士，為了自己的健康，應該儘量不喝酒只喝果汁，或是拿起酒杯象徵性地喝一點點。在進餐的時候，每樣菜都吃一點，多吃帶葉的蔬菜，再吃一些麵點類食品，少吃和控制食用高脂肪、高膽固醇類食物。有人在飲食上不能控制自己，遇到好吃的就猛吃一頓，不合口味的就餓一頓，這樣就易造成胃的蠕動功能紊亂，從而使迷走神經和胃壁內的神經叢功能亢進，促進胃酸的分泌，久而久之就會出現胃炎或胃潰瘍。

熬夜有害健康這幾乎是人所共知的，「早睡早起」也是我們從小就被教導應該養成的生活習慣。可是幾乎90%以上的人都做不到，現代人太習慣夜生活了，對有些人來說，甚至凌晨才是睡眠的開始。這是非常不利於健康的。

人體有自身的生物時鐘，什麼時候吃飯、什麼時候睡覺，人體都有其自身的安排，傍晚到凌晨一點是身體造血的最佳時間，如果到了夜間十一點還不睡，長此以往，人體就會氣血不足，自然會滋生百病。

那麼，熬夜為什麼容易導致功能性腸胃病呢？這是因為長期熬夜會使交感神經興奮，胃黏膜血流明顯減少，從而導致胃腸道嚴重缺

氧，造成胃腸黏膜損傷，引起胃痛等不適症狀。另外，經常熬夜的人長期處於應激狀態，一晝夜體內各種激素的分泌量較早睡早起的人平均高出50%，尤其是過多地分泌腎上腺素和去甲腎上腺素，使血管收縮較早睡早起的人高出50%，從而導致細胞突變，使各種疾病都有可能發生。

在這裡要提醒的是，如果你因為工作需要熬夜，熬夜之後最好把失去的睡眠補回來。如果做不到，熬夜前後做好準備和保護是十分必要的，至少可以把熬夜對身體的損害降到最低。

首先要按時進餐，多補充一些含維生素C和含有膠原蛋白的食物，以利於皮膚恢復彈性和光澤；魚類、豆類產品有補腦健腦的功能，也應納入晚餐食譜；熬夜過程中要注意補充水分。其次要做到晚睡不晚洗，一般而言，22：00～23：00是皮膚吸收養分的好時段，最好進行一次皮膚清潔和保養，這樣，皮膚在下一個階段雖然不能正常睡眠，卻也能夠得到養分與水分的補充。

再者，第二天午間10分鐘的小睡也是十分有用的；此外，多到戶外走動以愉悅身心，也是擺脫熬夜後萎靡狀態的好辦法。

現代社會中，由於工作、生活日益繁忙，人們的精神長期過度緊張，這些心理、社會因素成為許多腸胃病的導火線。

從心理學觀點來看，在獨特的遺傳因素和個性行為特徵基礎上，長期受到劇烈精神刺激或心理應激，就會出現腸胃病。

簡單地說，抑鬱、悲傷、沮喪會使胃黏膜蒼白，分泌減少；而憤怒、緊張、厭惡、驚慌、憎恨、激動、應激會引起胃液分泌增加，胃酸和胃蛋白酶持續增多，引起消化性潰瘍，而以上的各種情緒都是忙碌的上班族經常會遇到的情緒狀態。事業上飛黃騰達，激動；工作業績一落千丈，沮喪；公司突然加班，應激；加班過於頻繁，厭惡；缺少同事理解，抑鬱；總被同事誤解，憤怒；兢兢業業地工作，緊張……

從社會因素來說，駕駛員、外科醫生、教師、編輯、記者、翻譯、導遊等患胃腸病的機率較高，這與他們緊張的工作狀態有著密切的聯繫。

另外，生活事件造成情緒應激，也會誘發腸胃病發生。通常情況下，喪偶、離婚、失業、買房、購車、裝修等因素，亦會導致迷走神經興奮，胃液酸度增高，引起潰瘍性疾病。上班族的工作已經讓他們疲於應付了，而很多人家裡還有許多事情亟待處理，在這樣的「雙重打擊」下，胃腸病多發幾乎是必然的。

常吃泡麵，胃易叛變

速食麵是上班族喜歡的食品，它既可以當點心、宵夜，又可以當正餐，而且食用方便，非常適合繁忙的上班族。尤其是男性，既沒有女性對身材的顧慮，又對飲食馬馬虎虎，因此速食麵更是他們的「寵兒」。經常吃速食麵倒是方便地解決了吃的問題，可它也會帶給你不少麻煩。

速食麵中的主要營養成分為碳水化合物，其他營養成分很少，長期食用速食麵會使體內營養缺乏，還會造成口角生瘡、大便乾結、視力模糊、皮膚乾燥等。因為長期食用速食麵而減少了新鮮蔬菜的攝入，還容易造成體內酸鹼度失調，腸胃功能紊亂、消化能力下降等腸胃病也會隨之侵害身體。

速食麵中的過氧脂質也有害健康。速食麵中的油質一般都加入了抗氧化劑，但它只能減慢氧化速度，推遲酸敗時間，並不能完全有效地防止酸敗。

含油質的食品酸敗後會破壞營養成分，產生過氧脂質。長期過量的過氧脂質進入人體後，對身體的重要酶系統有一定的破壞作用，還會促使人早衰。

儘管現在很多速食麵都號稱不是油炸的，但多少都會含有食用油。因此，放置時間過長，速食麵中的油脂就會被空氣氧化分解，生成有毒的醛類過氧化物。吃了這種油已變質的速食麵，會給你帶來意想不到的麻煩，比如引起頭暈、頭痛、發熱、嘔吐、腹瀉。另外，速食麵的包裝破裂、封閉不嚴，也有被細菌、毒素污染的可能。因此，速食麵的衛生不容忽視。一般要根據需要量來決定購買數量，一次不宜購買過多，存放的時間不宜太長，要選購包裝完好、商標明確、廠家清楚的。即使是新鮮的速食麵，如果長期用來替代主食，而不添加其他食品，也會導致人體營養缺乏，對健康極為不利。

所以我們在吃速食麵時一定要注意以下幾點：

1.速食麵只適於救急，如在臨時就餐不便或受到條件限制吃不到東西的時候食用。一天最多吃一次，也不能天天吃。

2.在確實由於條件限制、需要較長時間吃速食麵時，應該酌情增加一些副食以補充營養的不足，如香腸、牛肉乾、肉鬆、熟雞蛋、鹵肉等；還可以在吃速食麵時加配一些生吃的瓜果、蔬菜，如黃瓜、番茄、蘿蔔、地瓜、荸薺、藕、香蕉、梨、橘子等，數量應該保持在

250～300克。

3.患有腸胃疾病者和胃口不佳、吸收不良的人，最好不要吃速食麵。

饑飽失常、烈酒下肚，讓腸胃功能失靈

「飲食有度」是養生的關鍵，規律的飲食是身體健康的保障。但是現在的都市上班族，由於種種原因，按時吃飯幾乎成了不可能的事，常常是錯過了這餐又漏掉了那餐，而到了終於能停下來吃頓飯的時候，又常常暴飲暴食。這種有一頓沒一頓、饑一餐飽一餐的生活，長期下來，很容易患上各種各樣的胃病。

常言道：無規矩不成方圓。胃的健康也要遵循一定的生活規律，沒有規律的生活就會造成身體的不適。出現了這樣的問題，最好的辦法就是調整自己的飲食習慣，儘量使自己的生活有規律，做到按時吃飯，每餐定量。

喝酒是很多人尤其是不少男性朋友的愛好，邀三五個好友，找個地方，點些小菜，喝點小酒，對他們來說這是一種生活享受。特別是碰到喜事的時候那更是敞開了喝。但酒畢竟對人體有著強烈的刺激性，喝多了對人體不利，如果長期飲酒無度，那就更會要了命。

所以，為了身體健康，在日常生活中或是應酬上都應儘量少喝酒，以避免因過量酗酒而導致身體不適，甚至發生危險。

如果實在無法戒酒，那就在喝酒前吃點東西，比如吃個饅頭，先占了胃的空間，以減少喝酒量，並有效地保護胃黏膜。

第三節 哪些人易得胃病？

空服員，工作環境易致胃病

空服員一直以來都是個令人羨慕的工作，每天搭著飛機在空中飛來飛去，既舒服又風光，而且還有著可觀的收入。可是很多人不知道，空服員的工作和生活並不如人們想像的那樣舒坦。

飛機上乾燥的環境和隨時可能出現的緊急狀況都會使她們的精神高度緊張，這種工作和工作環境的特殊性，給她們帶來了身體隱患。

專家認為，社會環境和人的精神狀態會直接影響內臟的健康，人體的內外感應器官在強烈情緒的刺激下會使大腦皮質過度興奮，讓人感到疲勞、衰竭或者引起自主神經的功能紊亂。此時胃及十二指腸壁的血管就會痙攣、收縮，胃腸組織供血不足，胃酸分泌不正常，營養供應就會發生障礙，從而產生疼痛感。而這種疼痛感反過來又會反射到大腦皮層，加重皮質的功能性障礙，形成惡性循環。所以，性情急躁、容易焦慮的人在工作緊張的情況下很容易患上胃腸道疾病。

對於有些職業，其工作環境是無法改變的，這就要求上班族一定要注意在平時的工作中勞逸結合，合理地安排工作和休閒，及時宣洩自己的不良情緒，每天保持好心情。另外，還要注意飲食，三餐要定時、定量，不吃刺激性的食物。

白領，壓力過大易致胃病

據調查顯示，大量公司白領都患有或輕或重的胃病，這主要是因為他們的工作環境壓力過大，經常要面臨高競爭、高強度的工作，身心壓力無法得到釋放所致。

公司裡競爭激烈，白領為了保住現有的職位，承受著非常大的壓力。在這樣的壓力下，他們總是超時工作、頻繁加班，甚至工作之餘還要進修學習，身體無法得到充分的休息。

高強度的生活節奏，使得他們的飲食不規律，精神一直處於緊張狀態。不規律的飲食，影響胃部正常的消化吸收，使胃不能得到足夠的休息。同時，在加班過程中，白領喜歡飲用濃茶、咖啡等飲品，這些飲品會刺激胃黏膜，引發胃黏膜病變。長此以往，胃黏膜無法自我修復，就會引發反酸、胃痛，從而導致胃炎、胃潰瘍的發生。

沉迷網遊、麻將，影響休息又傷胃

麻將、網路遊戲原本是娛樂消遣的工具，然而那些沉迷其中的人，多是佔用大量的夜間休息時間或週末休息時間，往往造成睡眠不足，影響生活、飲食規律；另一方面，在打麻將、玩網遊時，人們常常處於精神緊張狀態，因為生活節律的改變和精神緊張，久而久之便會誘發潰瘍病。其具體原因如下所述。

1.饑飽無度：饑飽無度影響胃黏膜組織的更新和損傷後的修復。有些人一打起麻將或網遊來，便將饑飽置之度外。有時是忍饑挨餓，有時又囫圇吞棗、狼吞虎嚥。這些都是誘發消化性潰瘍的重要原因。食物可以中和胃酸，不正常的飲食使人體中和胃酸的能力下降；不定時、狼吞虎嚥的飲食習慣，容易損傷胃黏膜。時間一長，難免要誘發潰瘍病。

2.不分晝夜，常為輸贏大喜大憂：生活節律的改變和精神緊張均會促使胃酸分泌亢進，增加胃腸肽的釋放，而胃腸肽也會使胃酸、胃蛋白酶分泌增加，誘發潰瘍病；另外，還會促使胃動脈功能性攣縮，造成胃黏膜缺血缺氧。而精神過度亢奮會促使腎上腺皮質激素分泌增加，也會促使胃腸肽分泌，增加胃內酸度。

加班族，加出來的胃病

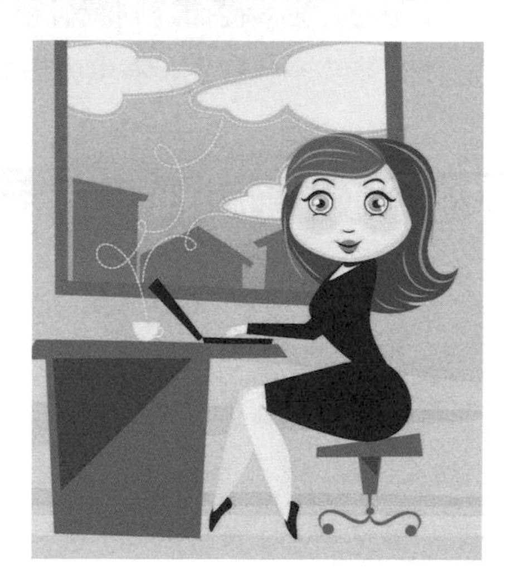

隨著社會轉型力度加大，職場裡的人們只能拼命加班、爭表現，但這樣連續加班的後果不堪設想，有的人得了嚴重的胃病，甚至過勞死的也大有人在。

許多白領有知識、有能力，平時也注意培養良好的生活習慣，但由於長期處於高強度的工作狀態，經常無法有規律地飲食，有時餓著肚子加班，有時又要陪客戶喝一晚上的酒。在工作的緊要關頭往往情緒高度緊張，加班時餓了就往嘴巴裡塞零食類的「垃圾食品」，使得胃也需加班生產胃酸，胃酸的作用時間久了，就會得胃病。

既然引發胃病的最初原因是由於沒有規律的生活，那麼改變不良生活習慣就應當是「保胃戰」最有效的措施了。

對於有過胃病史的人，在飲食上更應該注意。要儘量做到定時進餐，每日可定時進食5～6次，每次進食量少，能減輕胃的負擔，避免胃部過度擴張；進餐次數多，可使胃中經常存有少量食物，以中和胃內過多的胃酸。胃病較重的人，最好食用營養豐富又易於消化的鬆軟食品，如麵條、米粥、牛奶等。如果條件許可，還可多吃點蜂蜜，因為蜂蜜有抑制胃酸分泌、促進潰瘍癒合的功能。另外，胃病患者平時不能吃零食，否則會使胃蠕動增加，促進胃酸分泌，加重胃壁潰瘍。

對於因胃酸分泌不正常引起的胃病，可以通過服用一些藥物來抑制胃酸的分泌，從而達到減緩和治療的目的。至於適合吃哪類藥物，最好到醫院諮詢醫生，醫生會根據情況選擇適合你的抑酸藥。

教師，胃病的高發人群

在一般人眼裡，教師是神聖而體面的職業，而事實上，教師的工作並不是這般輕鬆愜意的。教師在日常工作中要面對繁重的教學、管理任務，擔負著重要的教育工作，長期的心理壓力使他們的精神一直處於緊張狀態。

醫學研究證明，一個人長期精神緊張、情緒波動過大，會破壞胃部消化、吸收的功能，導致胃部消化、吸收系統紊亂，增加胃液分泌。胃酸和胃蛋白酶的持續增多，則會導致胃炎、胃潰瘍等疾病發生。所以，教師應格外注意胃部保健，重視自己的胃健康。

SOHO族，時間管理混亂影響胃健康

在網路遍及世界的今天，越來越多的年輕人將SOHO作為創業的模式。「SOHO」是英文「Small Office，Home Office」的縮寫。「SOHO一族」指的是在家辦公的自由職業者，這些人包括作家、撰稿人、自由音樂人、畫家、美編、職業玩家、網站設計人員、網拍業者等。

就在他們的生活無限風光的背後，健康也面臨著考驗。一方面由於時間隨自己支配，工作隨自己安排，因此晚上想工作到什麼時候就工作到什麼時候；另一方面，由於生活所迫，有可能為了完成一些約定的任務而經常加班。這樣在時間的管理上就容易缺乏自制力，模糊工作與休息的界限，經常

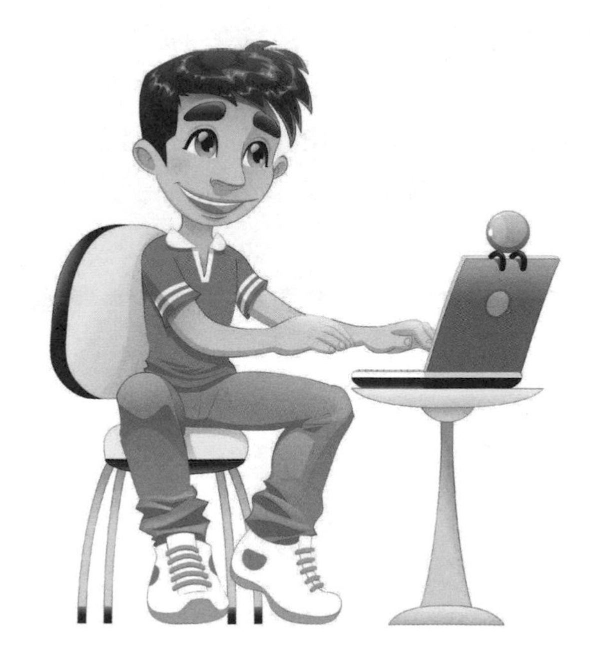

在通宵達旦工作後吃宵夜，白天為了彌補睡眠而誤了吃飯，三餐飲食無規律，飲食結構不合理，長期如此，容易造成營養不良，而且不良的飲食習慣還易使胃潰瘍、胃功能紊亂等疾病接踵而來。

記者，不規律作息傷胃

記者的工作時間不固定，且經常日夜顛倒，使得飲食、生活毫無規律，加上記者常年處於心理壓力過大的狀態下，這些因素均使他們更容易患上胃病，而且治療起來更加困難，經常出現胃病反復發作的現象。

記者由於常常需要關注社會和他人的生存情況，需要深入各種現場進行採訪，然後通宵進行採訪稿的整理、寫作。在這個過程中，因為時間壓力使得記者的心理始終處於巨大的波動狀態，緊張、憤怒、激動等情緒都會使得胃液分泌增多，引起胃黏膜不適，導致胃炎、胃潰瘍等病症發生。

第二章 治胃病，做自己的護理醫生

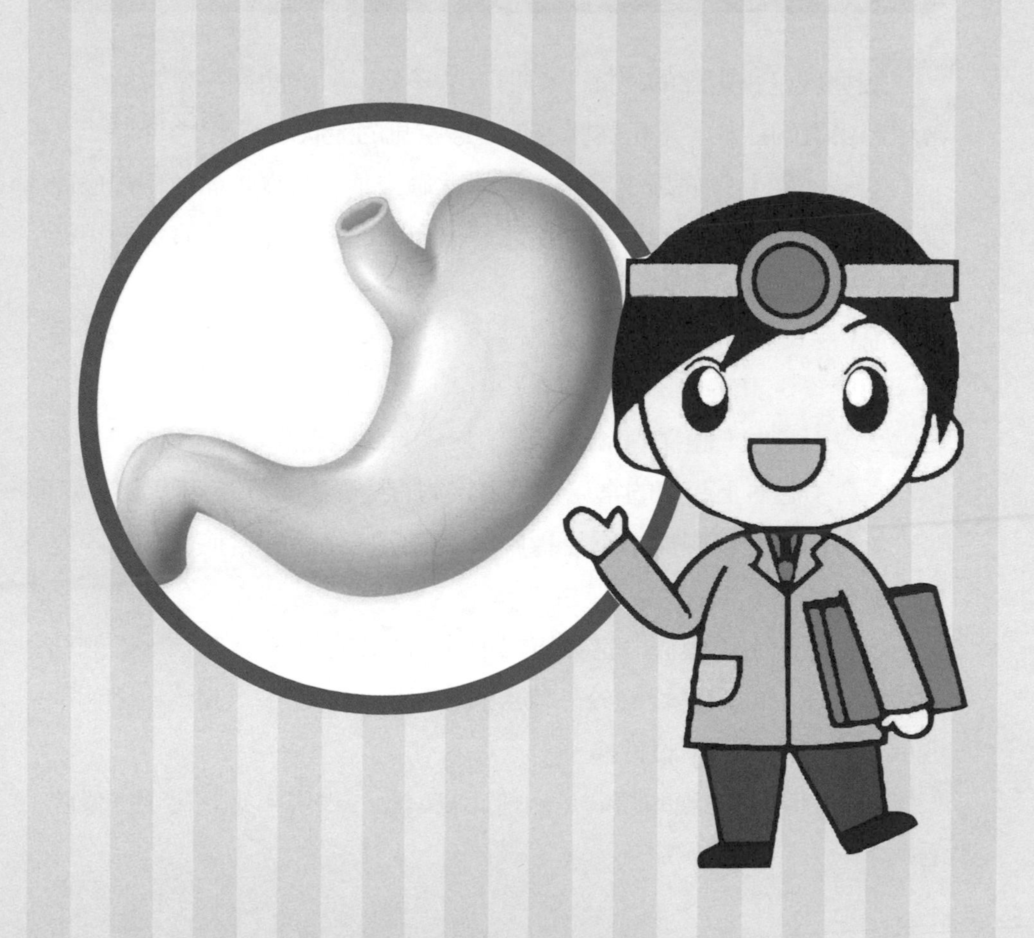

第一節 識別胃病早期症狀

腹痛

腹痛就是指腹部的疼痛，俗稱「肚子痛」。腹痛幾乎是每個人都曾經感受過的症狀，這是胃腸道疾病最常見的症狀之一。

有些人認為腹痛是小毛病，忍忍就過去了，其實腹痛並不那麼簡單，因為會引起腹痛的胃腸道疾病有很多種，不同部位的腹痛有可能因不同胃腸道疾病引起。

1.會引起中上腹痛的常見胃腸道疾病有胃與十二指腸潰瘍、胃炎、胰腺炎、胃癌、胰腺癌等。

2.會引起左上腹痛的常見胃腸道疾病有胰腺炎等。

3.會引起右上腹痛的常見胃腸道疾病有膽囊炎、肝疾病等。

4.會引起左下腹痛的常見胃腸道疾病有腸易激綜合症、痢疾、左側結腸癌等。

5.會引起右下腹痛的常見胃腸道疾病有闌尾炎、腸結核、右側結腸癌等。常見的闌尾炎屬於外科疾病，早期會引起中上腹痛，隨病情發展，疼痛逐步向下腹轉移。

下列情況下出現的腹痛是病情比較緊急的表現，應該馬上去醫院看病。

1.突然發生難以忍受的腹痛。

2.腹痛伴有發熱，即平時說的「發燒」。

3.腹痛伴發噁心、嘔吐。

4.腹痛伴有臉色蒼白、頭冒冷汗、手腳冰涼。

5.外傷後出現的腹痛。

6.腹痛最初發生在中上腹部，經過幾小時後，腹痛轉移到右下腹部。

7.左下腹脹痛，想大便卻總解不出來。

8.女性突發劇烈腹痛，伴陰道出血，平時月經正常，腹痛前有2個月左右未來月經。

上述情況的腹痛，一般應先到內科或急診科看病。由於不一定都是內科疾病引起的腹痛，醫生會根據患者的病情，經過必要的檢查、化驗後，在需要的情況下再請外科、婦科等專科醫生參與，進一步明確診斷。

發生腹痛時怎樣進行自我處理？說明如下：

1.腹痛患者的家庭救護：患者要兩腿屈曲側臥，腹膜炎患者以半坐位為好。

2.在病因不明時儘量不用止痛藥，以免干擾疼痛的性質而誤診。

3.病因明確的腸炎、痢疾、胃炎等患者，可以適當使用止痛藥。

4.消化系統疾病引起的腹痛要注意飲食，避免或減少吃富含脂肪的食物；避免咀嚼口香糖或者硬的食物；少喝含有碳酸的飲料及啤酒。

5.寄生蟲病引起的腹痛要進行驅蟲治療。

腹脹

正常人胃腸道記憶體在100～150毫升氣體，主要分佈於胃及結腸部位。當胃腸道存在過量的氣體時，稱為腹脹。引起腹脹的因素往往不是孤立的，而是互相影響，或幾個因素同時存在。腹脹是常見的臨床症狀之一，應與氣體存在於腹腔中、腹塊、腹水和肥胖等引起的腹脹不適相鑒別。氣腹在臨床上除人工氣腹外，多由胃腸道穿孔後，使胃腸道內的氣體進入腹腔中所致；中老年人或經產婦常有腹壁脂肪積聚，活動較少者尤為顯著，有時亦可特殊地感到腹脹，應加以區別。

引起腹脹的原因包括：

1.腹脹嚴重，伴有嘔吐：由於腫瘤等原因，胃腸道被堵塞而出現腸梗阻，這樣的患者吃進去的食物和喝進去的水都會堆積在腸道梗阻部位上方，難以下行，腹部當然脹得厲害。這種情況下患者會發生嘔吐，以減少胃腸道堆積的食物。所以，腹脹伴有嘔吐往往是發生腸梗阻的信號，應該馬上去醫院。

2.腹脹伴有腹痛：當膽囊、胰腺發生病變時，食物的正常消化受到影響，多會在腹脹的同時伴有腹痛的感覺。所以，當出現伴有腹痛的腹脹時，要儘快找醫生。

3.腹脹且逐漸加重：腹腔裡長了腫瘤，可以因直接壓迫使腸道不通暢而引起腹脹，這種腹脹會隨腫瘤不斷增大而逐漸加重。患肝病時，由於消化吸收功能減退，患者常腹脹難忍；若發展為肝硬化，肚子裡還會產生腹水，使腹脹更為嚴重。所以，腹脹難忍且逐漸加重時，一定要及時去醫院看病。

日常生活中，不少成年人經常上腹脹滿且飯後加重、胃隱痛，並常伴有食欲減退、不想吃飯、打嗝、噁心等症狀，相當一部分人通過做胃鏡和胃黏膜活檢可確診為慢性胃炎。經常上腹脹滿的特點是生食、冷食、多食、生氣、勞累、上腹著涼後或是夜間症狀加重，打嗝、排氣也不能緩解，嚴重時甚至兩肋疼痛。

如果下腹脹滿並伴有腸鳴、腹瀉、大便不成形、大便次數多、受涼後腹痛，多屬於慢性腸炎，服用抗生素效果不明顯。經常胃腹脹滿是因為胃腸虛弱，健康原動力不足，對食物消化、吸收、轉化、利用能力下降，胃腸消化酶分泌量減少、活性降低，攝入的食物不能被正常消化吸收，滯留在胃腸道內發生異常酵解，產生氣體所致。可選用合適的西藥和中藥非處方藥在促進消化吸收的基礎上，促進消化酶的分泌，加強其活性，恢復並增強人體對食物固有的消化、吸收、轉化和

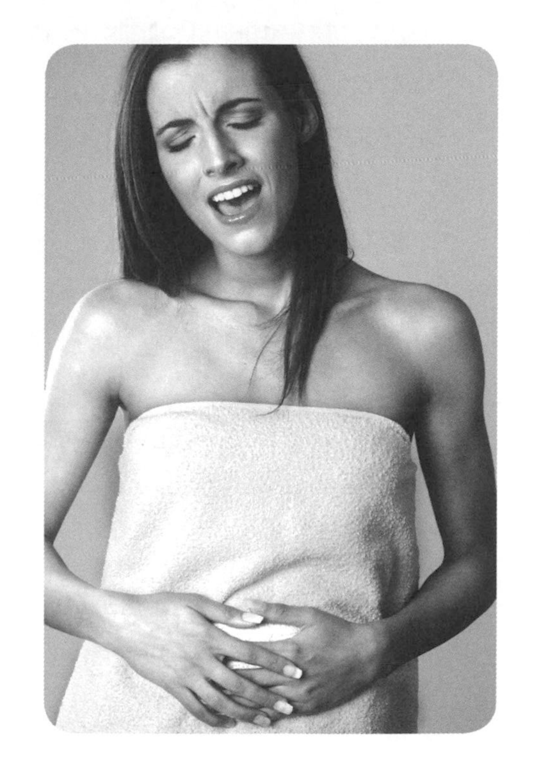

利用能力。這對由脾胃虛弱造成的胃脹、腹脹等症狀有明顯效果。

引起腹脹的疾病很多，常見的如胃擴張、幽門梗阻、腸梗阻、腸麻痹性便秘、吸收或消化不良、胃腸神經症、急性腸炎、腸系膜血管栓塞、巨結腸、肝膽系統惡性腫瘤及炎症、卵巢囊腫、腹膜炎、結核、腸結核、呼吸衰竭、心力衰竭、尿毒症、敗血症、肺炎、脊髓病變、腹腔神經叢病變、某些內分泌疾患、B族維生素缺乏症、結締組織病，或服用了某些藥物等，均可出現腹脹。

發生腹脹時怎樣進行自我處理？說明如下：

如果只感覺短時間的腹脹，沒有什麼其他不舒服，採取以下辦法可以減輕腹脹。

1.腹部熱敷：用熱水袋或其他代用品熱敷腹部，可以刺激胃腸道蠕動，以幫助排氣，減輕腹脹。

2.腹部按摩：用手按摩肚臍周圍，先順時針方向、後逆時針方向各按摩10次，這樣反復按摩15分鐘。

3.中藥：試著服用一些中藥，如木香順氣丸、沉香化滯丸、胃蘇顆粒、舒肝片、四磨飲等。

4.消化酶及促動力藥：如果已經被醫生診斷為胃腸蠕動功能不好，可服用一些助消化或促進胃腸蠕動的藥，如胰酶片、多潘立酮（嗎丁啉）等。

5.食品的選擇：少吃黃豆、扁豆、江米、紅棗、蓮子、石榴等食品，吃這些食品容易發生腹脹；可以多吃蘿蔔、橘子、甘藍等，這些食品有助於減輕腹脹。

嘔吐

嘔吐是指胃內容物或一部分小腸內容物，通過食道逆流出口腔的一種複雜的反射動作。嘔吐可將有害物質從胃排出，從而起保護作用；但持久而劇烈的嘔吐會引起水、電解質紊亂，代謝性鹼中毒及營養不良，甚至發生食道賁門黏膜撕裂等併發症。

日常生活中，有許多因素可以刺激嘔吐中樞，引起嘔吐。例如，當我們聞到某些難聞的氣味或見到一些污穢的東西時，會感到噁心，甚至會嘔吐；在顛簸的交通工具中，許多人會發生噁心、嘔吐；有時候，不知什麼原因刺激了咽部，也會引起噁心的感覺；還有一部分人，當他們精神過度緊張或疲乏時，也會出現噁心、嘔吐的症狀。但是，所有這些嘔吐都不會對身體造成什麼危害，當引起嘔吐的因素去除後，嘔吐症狀很快就會消失。

妊娠早期的女性常有噁心、嘔吐的反應。還有許多疾病會引起嘔吐，如藥物中毒、食物中毒、胃腸道疾病、腦損傷、腦腫瘤、糖尿病、尿毒症等。

什麼樣的嘔吐應該立即就醫？當你或你的家人、同事、朋友發生嘔吐時，倘若能根據發病情況初步判斷一下其原因和歸類，就會知道去醫院時該掛什麼科，並在向醫生敘述病情時做到詳細、準確。下面具體談談這方面的知識。

1.若伴有胃脹、呃酸腐氣，多為進食過量而導致的消化不良，只需控制食物攝入量，不必特殊處理；若伴有胃痛，多為急性或慢性胃炎引起，可用調理脾胃的中藥和抗生素治療；若伴有劇烈腹痛及腹瀉，可能是食物中毒，應及時送醫救治。

2.無噁心而嘔吐，嘔吐呈噴射狀，胃內容物急劇而有力地噴出，且頑固性發作，嘔吐後胃內不覺輕鬆，這多為中樞神經性疾病引起顱內壓增高所致。這種嘔吐常見於腦炎、腦膜炎、腦腫瘤、腦出血等疾病。持續性高熱也可能引起此類嘔吐，這種嘔吐患者應去醫院確診，再尋因治療，切勿單純自服止吐藥。

3.噁心頻頻發作，時見嘔吐，嘔吐物中混有膽汁，吐後不見輕鬆，甚至胃中已排空但仍乾嘔不止，此為反射性嘔吐。這種嘔吐常見於腹腔內臟器官急性炎症，如膽囊炎、胰腺炎和病毒性肝炎等。對這種突然急性發作的嘔吐不可掉以輕心，應及時送醫診治。

4.若是經常發作，噁心嘔吐不嚴重者，多為慢性炎症所致，可服用藿香正氣水暫行止吐，再根據嘔吐病因治療。

5.無噁心表現而反復出現嘔吐，嘔吐物不酸腐，量不多，吐後不影響進食者，與精神因素有關，這種嘔吐常見於胃神經症。對這種嘔吐重在心理調節，使患者對嘔吐有正確的認識。可採用深呼吸方法止吐。治療中，應以神經營養劑，如穀維素、維生素B_1、維生素B_6為主，輔以鎮靜劑，如安定等。中藥陳皮、蘇葉、枇杷葉、生薑各10克，用水煎服，亦有效。

6.噁心嘔吐伴有眩暈者，多為運動病或梅尼埃病引起。一般可服用鎮靜類藥物，待眩暈消除後，嘔吐即止。中藥天麻、白朮、半夏、黨參、茯苓各15克，生薑10克，用水煎服，效果不錯。

噁心與嘔吐在臨床上十分常見，這兩個症狀多相依而少相離，起因多因消化系統本身病變所致，也可因消化系統以外的全身性疾病導致。要想對噁心與嘔吐做出正確診斷，需要去醫院進行全面且系統的檢查。反復和持續的劇烈嘔吐多會引起嚴重併發症，應予以重視，及時到醫院檢查治療。

噁心、嘔吐自我處理時應注意以下幾點：

1.對於嘔吐，最主要的是分析引起嘔吐的原因，而後再針對原因進行處理，不要盲目止吐，因為飲食不當或誤食毒物引起的嘔吐，常常帶有自我保護的性質，在這種情況下，有時還要採用促發嘔吐的辦法來達到排毒的目的。中醫治療常見「八法」中，使患者嘔吐的「吐法」就是其一。

2.若嘔吐不嚴重，可試用陳皮3克、白米一小撮，加水熬煎，用薑汁沖服，也可用生薑嚼服。

3.嚴重的嘔吐，在明確病因的基礎上，有時可用一些止吐劑或鎮靜劑，但必須在醫生的指導下應用。由於嚴重嘔吐導致的脫水以及鉀、鈉等電解質的流失，必須在醫院使用靜脈注射葡萄糖、生理鹽水和其他電解質來糾正。嚴重嘔吐後多損傷胃氣，故調理很重要，一方面可服用健脾和胃的中藥，另一方面要進行飲食調養，應先進食一些稀軟易消化之物，不要吃生冷油膩的食品。

腹瀉

健康人一般每天排便1次，但也可多至每天2～3次或少至每2～3天1次，糞便成形，外附少量黏液，無膿血。腹瀉則是指原來的大便習慣發生變化，如次數增多，糞便不成形，呈稀薄狀或水樣，或帶膿血，或含脂肪。

腹瀉是腸道內保持的水分過多或腸內容物通過腸道過快，其水分來不及吸收的結果。引起腹瀉的原因主要分為感染和非感染兩大因素。

感染性因素主要包括：

1.細菌感染：主要是大腸埃希菌和痢疾桿菌感染。常因牛奶污染、牛奶未經煮沸、奶具（如奶瓶、奶嘴）未能每次清洗煮沸等引起。

2.病毒感染：常見輪狀病毒、呼吸道和腸道病毒感染等。而腸道外感染，如上呼吸道感染、中耳炎、肺炎等，常有明確的原發灶。

非感染因素主要包括：

1.飲食不當：如吃得太多、太油、太冷，頻繁地調換新食品，或吃了腐敗變質有毒素污染的食物等。

2.不良刺激：受涼、過熱、精神情緒不佳，或過分緊張、受驚嚇等。

3.過敏性腹瀉：因吃了容易引起過敏的食物而致。

4.其他：如非特異性潰瘍性結腸炎、糖原性腹瀉病等。

總之，腹瀉是一種綜合症，是由多種原因引起的。

在急性腹瀉中，有些病起病急、發病快，病情進展迅速而兇險，如果不能及時救治，恐會危及生命。

1.金黃色葡萄球菌引起的胃腸道感染性腹瀉，潛伏期較短，在吞食被污染食物後2～8小時突然發生嘔吐、陣發性腹部痙攣性疼痛和嚴重的水瀉。由於大量水分和電解質流失，可出現脫水、酸中毒而導致低血容量性休克。這種腹瀉在休克早期如積極救治，預後較好。

2.霍亂、副霍亂的臨床症狀以突然水瀉開始，無腹痛，水瀉可以很嚴重，呈米泔水樣，患者可很快進入低血容量休克及引起急性腎衰竭。

3.中毒性腹瀉的各種情況，如重金屬中毒引起的腹瀉，以痢疾症狀出現；毒蕈中毒有噁心、嘔吐、劇烈腹痛及腹瀉，有時會出現黃疸及精神症狀，或末梢神經受損害症狀；河豚中毒表現為嘔吐、腹痛、水瀉、面頰潮紅和眼瞼下垂。

上述各種腹瀉均屬急症，一旦出現典型症狀，都需要緊急處理。

發生腹瀉時，可以做以下自我處理：

1.在沒有搞清楚腹瀉的原因之前，不要隨便用止瀉藥止瀉。因為有些腹瀉，如急性炎症或食物中毒時的腹瀉，實際上是機體的一種自身保護措施，通過腹瀉把細菌、毒素和有毒物質排出體外，如果將腹瀉止住，毒素將被腸道吸收，從而彌散至全身。有經驗的醫生都知道，一些沒有腹瀉症狀的痢疾患者，病情大多非常嚴重，此時，用瀉藥使患者排便是治療的有效方法之一。

2.由傳染病引起的腹瀉是會傳染的，如細菌性痢疾，這種傳染病可通過被污染的食物、水及手經口傳播。當發生腹瀉時，因自己無法確定腹瀉原因，所以在確診之前不要與他人共用餐具，並注意洗手等個人衛生，防止傳染給他人。

3.如果腹瀉並不是很嚴重，又暫時不方便到醫院去，可以先服用副作用較小的消炎藥進行觀察。腹瀉期間，一定要吃流質或半流質飲食，以減輕胃腸負擔，促進胃腸道的康復。

4.慢性持久腹瀉患者可試用茶葉30克濃煎，再放入紅糖，熬到發黑時飲用；也可試用生薑、陳茶葉各9克，水煎後1次服用，連服數次。平時應吃高熱量但清淡、低脂、易消化、少渣滓並富含維生素的食物，以維持營養，並減少對腸道的刺激。

5.腹瀉會使身體中水分排出增多，所以應增加飲水量。腹瀉較重，伴有口渴、尿少等脫水症狀而暫時又沒有條件輸液補充水分時，可自行配製液體進行口服補液。配製方法如下：用家庭常見的啤酒瓶蓋來計量，食鹽半瓶蓋、白糖5瓶蓋，再加飲用水500毫升即可。補液時間越早越好。

便秘

便秘指的是大便次數減少和（或）排便困難、不暢，糞便乾結、太硬、量少。糞便在結腸停留的時間過久，水分含量會降低，變硬變乾，會導致糞便不易排出。

然而，健康人的排便習慣因人而異，多數人每天排便一次，大便成形，附少量黏液；但也有的健康人每天排便2～3次或每2～3天才排便一次。某組健康人的調查結果顯示，每天排便一次者約占60％，一天排便幾次者占30％，幾天一次者占10％。因此，是否便秘須根據平時的排便習慣和排便有無困難來判斷。

當排便頻率明顯低於規律性習慣，且糞便乾燥、堅硬，不易順暢排出體外時，即可稱為便秘。按照生理規律，食物殘渣（即糞便）的排出要在進食後的24～72小時，所以，一般認為3日以上不排大便的狀況就叫便秘。經常便秘，則稱為習慣性便秘。

形成便秘的原因很多，主要包括以下幾個方面：

1.飲食不合理，如暴飲暴食，進食過少或食品過於精細，缺乏纖維素，對結腸運動的刺激減少。

2.排便習慣受到干擾，因精神因素、生活規律改變、長途旅行等未能及時排便，長期抑制便意。

3.濫用瀉劑，使腸道的敏感性減弱，形成對瀉藥的依賴性。

4.環境或排便體位改變，形成排便的心理障礙。

5.妊娠、胎兒壓迫，腹壓升高，導致排便動力減少，從而影響正常排便。

6.年少，體質虛弱，腹壁鬆弛，消化功能減退，營養障礙等。

7.腸易激綜合症。便秘是腸易激綜合症的主要表現之一，乃由胃腸道平滑肌的運動障礙所致。

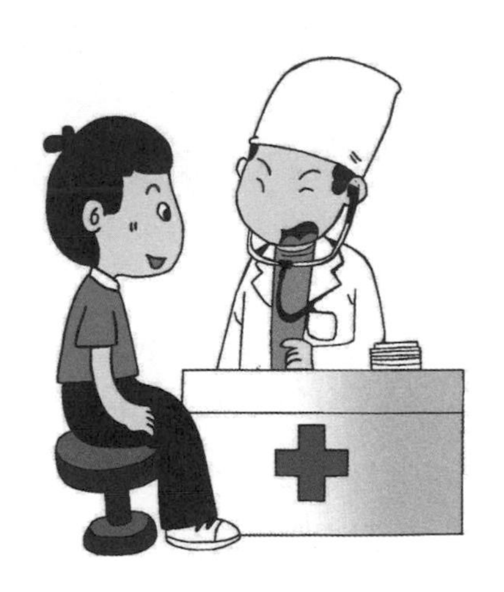

什麼樣的便秘應該立即就醫？

1.便秘伴有腹痛。

2.大便帶血。

3.糞便形狀變細。

4.便秘伴肛門疼痛。

5.排便異常艱難。

發生便秘時應怎樣進行自我處理？說明如下：

1.少吃精加工的食物，多吃穀物、蔬菜、水果和豆類等富含纖維素的食物，如大麥粥、韭菜、芹菜、柑橘等。纖維素能刺激腸道運動，並保持腸道內的水分，既能使大便變濕變軟，又可增加大便體積，對於防止便秘有重要意義。

2.每天喝1杯蘋果汁，因蘋果汁中含有山梨糖，它能幫助腸道恢復活力。

3.不要因為便秘而不敢吃飯，進餐才能刺激腸道蠕動，尤其應注意吃好早餐。

4.每天至少喝1.8升水，最好晨起後即喝500毫升的溫熱白開水。

5.多運動，可每天快走15～20分鐘，其速度應保持在走路時感到說話有些困難的水準。

6.養成定時排便的習慣，即使沒有便意也要去排便。大便時不要看書報，應將注意力集中在排便上，在並未排出大便的情況下仍應天天堅持。

以上方法均未見效時，還可試用以下方法。

1.選用毒性低、副作用少及藥物依賴性小的緩效瀉藥，如膨鬆劑和滲透性通便劑。

2.對胃腸運動無力引起的便秘，可應用促動力藥，如西沙必利或莫沙必利等。

3.選用具有潤腸通便作用的中藥或中成藥，如番瀉葉、決明子、生大黃、麻子仁丸、潤腸丸等，但長期服用中藥和中成藥治療慢性便秘時，應注意其內在成分與副作用。

4.如果直腸記憶體留大量乾硬的大便，應使用開塞露或肥皂水灌腸，以軟化大便，有時還須用手將大便摳出。

5.便秘患者常有腸道菌群紊亂，故可使用微生態製劑，如雙歧桿菌活菌膠囊（麗珠腸樂）等，以調節腸道的菌群。

燒心

在胃腸病科的診療中，常會有患者訴說上腹部或胸骨後有一種燒灼感或熱乎乎的感覺，這就是燒心。到胃腸病科就診的患者中，30％～50％有燒心的症狀，這種症狀時輕時重，其痛苦程度雖在可忍受的範圍內，但常常影響患者正常的工作和生活，降低了患者的生活品質。

引起燒心的最根本原因是食道下括約肌功能不良，即它不能正常縮緊。胃內過多的食物（如暴飲暴食後）或胃內壓過高（常見於肥胖或妊娠時），也起一定作用。某些食物可使食道下括約肌鬆弛，如番茄、柑橘類水果、大蒜、洋蔥、巧克力、咖啡、酒精和薄荷等。高脂肪或高油（動物油和植物油）飲食及一些藥物，如某些抗生素和阿司匹林，也可導致燒心。吸煙會鬆弛食道下括約肌並刺激胃酸分泌，這也是一個重要的誘發因素。

偶發燒心並不危險，長期燒心則提示存在嚴重疾病。

什麼樣的燒心應該立即就醫？

1.具有明顯的燒心感並伴有下列症狀：吞嚥困難、呼吸短促、出汗、頭暈、嘔吐、腹瀉、劇烈腹痛、發熱，以及排黑便或帶有血跡的大便，此時，可能發生了絞窄性裂孔疝、胰腺疾病、胃炎、胃潰瘍或腫瘤，應立即急救。

2.用抗酸劑治療燒心症狀，若症狀不能在15分鐘內緩解，這也許是心臟病發作的徵象，應立即急救。

3.燒心症狀在運動時加劇，若在休息後減輕，則提示可能存在心臟疾病。

4.長期存在燒心症狀（每日或幾乎每日發作），說明食道正在被胃酸反復燒灼，這樣可導致食道炎、食道瘢痕、胃潰瘍或胃癌。

此外，需注意的是，抗酸劑可掩蓋一些疾病的症狀而使病情加重。如果有高血壓、心律不齊、腎臟疾病、慢性便秘、腹瀉、結腸炎、腸道出血或闌尾炎的症狀，若未經醫生允許，禁止擅自使用抗酸藥。

妊娠女性和哺乳期婦女在使用任何藥物（包括抗酸藥）前，都必須徵得醫生同意。

如有燒心症狀，可以嘗試用以下幾種方法緩解症狀。

1.改變不良的生活習慣：如吃飯不要過快、過飽，食後不要馬上躺下來或彎腰，戒煙、戒酒等。

2.改變飲食：避免高脂肪飲食，減少巧克力、咖啡、洋蔥、乙醇、柑橘類水果及番茄類製品的攝入量。

3.睡覺時將上半身墊高：與床面呈30°角。

4.服用藥物：如以上措施均不能有效地緩解症狀，可服用雷尼替丁150毫克，每日2次；或奧美拉唑（洛塞克）20毫克，每日2次。

便血和黑便

如果胃腸道發生出血，血液會混合在糞便中排出，這種情況就稱為便血。

發生便血時，可看見隨糞便排出的鮮紅色或暗紅色血液，也可能看到糞便變得像鋪設公路的柏油一樣。這是由於血液經過消化液的作用，變成咖啡色或黑色，混合在大便中，使大便呈現柏油樣，這種大便稱作黑便，也稱柏油便。

許多胃腸病都會引起便血，如痢疾、胃炎、消化性潰瘍、消化道腫瘤、潰瘍性結腸炎等。但出現黑便不一定都是發生了便血，例如食用過多的肉類、豬肝、動物血，或服用某些中草藥以及鐵劑、鉍劑，也都可能導致糞便呈暗褐色或黑色；服用酚酞類瀉藥，在排便後，大便在便池內有時呈鮮紅色。但改素食或停用上述藥物後，糞便即恢復正常。這些由於飲食造成的大便顏色變化，不屬於便血，做一個大便檢查，就可以確定是否為胃腸道出血了。

胃腸道的許多疾病都會引起出血，如食道靜脈曲張、胃炎、潰瘍病、克羅恩病、膽結石、腫瘤、潰瘍性結腸炎等。此外，某些急性傳染病、寄生蟲病、血液病和血管的疾病等，也會導致胃腸道出血，如傷寒與副傷寒、敗血症、白血病、過敏性紫癜、門靜脈血栓形成等。

患有上述疾病的患者，須隨時提高警惕，因為在便血量很小時，肉眼往往看不出大便顏色的改變，需要做大便隱血試驗，才能確定胃腸道是否出血。

便血與黑便患者日常生活中需注意什麼，說明如下：

1.養成定時大便的習慣，大便以稀糊狀為佳。

2.減少增加腹壓的姿勢，如下蹲、屏氣；忌久坐、久立、久行和勞累過度。

3.忌食辛熱、油膩、粗糙、多渣的食品，忌煙、酒、咖啡等刺激性食物。

4.多進食有清腸熱、滋潤黏膜、通便止血作用的食品，如生梨汁、藕汁、荸薺汁、蘆根汁、芹菜汁、胡蘿蔔、白蘿蔔（熟食）、苦瓜、茄子、黃瓜、菠菜、金針、捲心菜、蛋黃、蘋果、無花果、香蕉、黑芝麻、胡桃肉、白木耳等。

5.保持心情開朗，勿鬱怒動火。心境不寬、煩躁憂鬱會使腸黏膜收縮，血行不暢。

6.減少房事，房事過頻會使腸黏膜充血，加重出血症狀。

什麼樣的便血應該立即就醫？

1.便血量較大，顏色為鮮紅或暗紅色。

2.便血伴有劇烈腹痛。

3.便血伴有吐血。

4.便血伴有頭暈、全身無力或暈倒。

在去往醫院的途中，患者及其家屬都需保持冷靜，不要驚慌失措。注意消除患者的恐懼和激動情緒，使患者處於靜臥的狀態。

吞嚥困難

吞嚥時胸骨後或頸部有疼痛或梗阻感，食物難以下嚥，就是吞嚥困難。按醫學術語來說，吞嚥困難是指吞嚥時，食物（或水）從口腔至胃賁門的運送過程中受到阻礙而產生的咽部、胸骨後或劍突部位的黏著、停滯、梗塞或疼痛的症狀。因此，中醫學也將吞嚥困難稱為噎膈。

食物從口腔進入胃中，是一個相當複雜的過程。在此過程中，引起吞嚥困難的常見疾病有以下幾種。

1.口腔部疾病：如口腔潰瘍、扁桃體炎、咽炎、咽部腫瘤、口咽麻醉、涎液缺乏、舌肌癱瘓等口腔病變。

2.食道疾病：如食道炎、食道潰瘍、腫瘤、食道瘢痕性狹窄、食道賁門失弛緩症。

3.神經肌肉疾病：如多發性肌炎、重症肌無力、皮肌炎。

4.外部組織壓迫：如骨關節病、咽後壁膿腫與包塊、甲狀腺極度腫大、縱隔腫物。

5.全身性疾病：如狂犬病、破傷風、酒精中毒等。

6.精神因素：如癔症、狂躁性精神分裂等。

由此可知，不單食道本身的病變會導致吞嚥困難，其他全身疾病、中毒、肌肉疾病、傳染病等，也會引起吞嚥困難。

雖然在吞嚥困難的患者中，假性吞嚥困難較為常見，但在感到有吞嚥困難症狀時，還是不要輕易地認為是假性吞嚥困難，應該及時到醫院就診。因為有些真性吞嚥困難和假性吞嚥困難很難區別，必須通過仔細的檢查才能確診。而真性吞嚥困難病因的儘早確定，是治療成功的重要因素。當出現下列情況時，一定要到醫院就診。

1.能較明確地感覺出食物難以通過的部位。

2.感覺乾食較稀食難以吞下。

3.吞嚥時伴有疼痛。

4.吞嚥困難並伴有聲音嘶啞。

5.吞嚥困難並伴有呼吸不暢或咳嗽。

6.兒童突然出現吞嚥困難。

吞嚥困難就診時應向醫生提供以下資訊：

1.是否有燒心的病史。

2.能否隨意地做吞嚥動作。

3.開始發生吞嚥困難的時間，以及是否在逐漸加重或時輕時重。

4.食物能否順利通過食道，乾食、稀食是否有區別。

5.自覺堵塞在什麼部位。

6.有沒有胸骨後、背部、頸部等部位的疼痛。

7.有沒有聲音嘶啞或呼吸不暢等症狀。

對於有吞嚥困難的患者，醫生除詳細詢問病史、症狀外，還會根據情況對患者進行胸部透視、鋇劑食道造影檢查，必要時會做食道脫落細胞檢查或食道鏡活組織檢查。若懷疑患者患有賁門失弛緩症或彌散性食道痙攣等疾病，則會要求患者進行食道測壓或24小時食道pH監測。

發生吞嚥困難症狀時怎樣進行自我處理？說明如下：

1.注意選擇食物

一般容易吞嚥的食物具有下述特徵：

●柔軟，密度及性狀均一。

●有適當的黏性，不易鬆散。

●易於咀嚼，通過咽及食道時容易變形。

●不易在黏膜上滯留。

2.注意體位

開始可先嘗試30°仰臥、頸部前傾的體位。隨著患者吞嚥功能改善，逐漸抬高角度。偏癱患者應將患側肩背部墊高，護理者於肩側餵食。

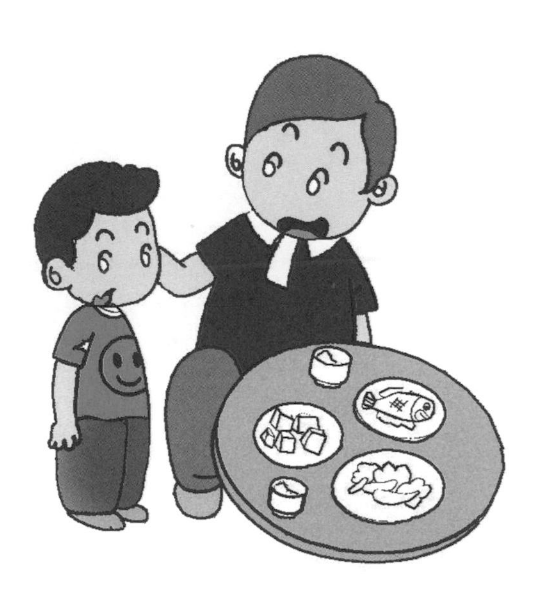

3.注意一口量

一口量過多，食物易從口中漏出或引起咽部滯留，增加誤咽的危險；一口量過少，則難以觸發吞嚥反射。應從小量開始，逐步增加，掌握合適的一口量。

4.咽部滯留食物的去除法

●**空吞嚥**：每次吞嚥食物後，再反復做幾次空吞嚥，使食物全部嚥下。

●**交互吞嚥**：讓患者交替吞嚥固體食物和流食，或每次吞嚥後飲少許水。

●**點頭樣吞嚥**：可去除滯留於會厭部的食物。

●**側方吞嚥**：可去除滯留於兩側梨狀隱窩處的食物。

●**屏氣吞嚥**：屏氣吞嚥時聲門閉鎖、氣壓加大，食物不易發生吸入。吞嚥後立即咳嗽，可排出滯留在咽部的食物。

第二節
瞭解常見的胃病檢查方法

糞便檢查

在臨床檢查中，如發現糞便中存在白血球，要考慮有腸道感染的可能；如果糞便中既有紅血球又有白血球，可能為細菌性痢疾或潰瘍性結腸炎；如果潛血檢查為陽性，說明存在胃腸道出血，要考慮有痢疾、胃炎、消化性潰瘍、消化道腫瘤、潰瘍性結腸炎等疾病的可能；如果糞便檢查標出「見脂肪滴」，就要考慮有消化不良的可能。

糞便檢查的主要內容包括：

1.排便的次數

正常人的排便頻率為每週3次至每日3次，每日排出糞便的平均重量為150～200克，當然還要結合個人習慣來作判斷。一般來說，每日排便超過3次是腹瀉，3天以上排便一次屬便秘。

腹瀉與便秘是由胃腸的情況決定的。每個人胃腸道的長短、腸道的蠕動頻率、生活習慣都不一樣，排便的頻率自然會有差異。另一方面，疾病也會導致排便的頻率發生改變。

如果排便次數每日超過3次，便量每日大於200克，且水分超過糞便總量的85％，就說明腸道可能受感染，或者患上腸道刺激症狀。這時就要到醫院仔細檢查，尋找引起疾病的原因，並進行針對性治療。

2.糞便的顏色

●**紅色**：如果下消化道出血，如大腸、肛門出血，常會看到被鮮血染紅的紅色糞便。引起出血的原因可為潰瘍性結腸炎、痢疾，尤應警惕結腸腫瘤。肝硬化、潰瘍病等大出血時，亦可排出鮮紅色血便，這說明病情正在加重。

●**黑色**：一般發黑乃至發亮、油光光的黑色糞便，多是因為上部消化道潰瘍病、肝硬化、胃癌等引起的出血，醫生常稱這種糞便為瀝青樣便。有時候，服用一些藥物（如中藥或鉍製劑）也可使糞便發黑，但很少會發亮；吃帶有動物血的食物，糞便也會呈現瀝青樣發亮。

●**陶土色**：膽汁完全排不到或部分排不到腸管內，不能參與糞便顏色的形成，所以糞便色如陶土，常說明膽管系統發生了阻塞（如膽結石、膽管腫瘤等）。因為膽汁排不出去，常會進入血液中，所以這類患者多伴有黃疸，常常可見臉色、鞏膜發黃。

●**綠色**：如果不是因為吃綠色蔬菜太多，綠色糞便多說明膽汁經異常通道進入了腸道。

3.糞便的性狀

●**硬便**：便秘時，由於糞便在腸子裡停留的時間長，水分被吸收，糞便變得又乾又硬，有時候，糞便會又粗又長；有時候，會變成羊糞蛋一樣。

●**水樣便**：就是我們常說的拉稀。一些腸道傳染病、細菌性食物中毒或小兒中毒性消化不良，都會導致大量水分伴隨著不完全消化的食物一同排出，使糞便呈水樣或稀粥樣。

●**蛋花湯樣便**：為小兒特有，患有秋季腹瀉、中毒性消化不良時，排出消化不良的奶塊，使糞便成了「蛋花湯」，無臭，有時還會帶點綠色。

●**黏液膿血便**：細菌性痢疾、致病性大腸桿菌腸炎、潰瘍性結腸炎和結腸癌等患者的糞便中，常含有黏液及少量膿血。患有細菌性痢疾時，患者每天排便可達十幾次到幾十次，便前常有陣發性腹痛，每次排便量很少，但便後總有排不乾淨的感覺，醫生經常說的「裡急後重」，就是指這種情況。

●**果醬樣糞便**：當結腸裡面有很多阿米巴寄生蟲時，腸黏膜會被阿米巴分泌的溶組織酶破壞而大量壞死和出血，使糞便呈果醬樣，量多且伴有惡臭。

●**細條狀便**：扁平的帶狀、長條狀糞便往往提示腸管下端狹窄，如直腸癌或直腸息肉、肛門狹窄。

留取大便時要注意以下問題：

1.要選擇潔淨、乾燥的容器盛裝糞便。做細菌培養的糞便，要放在經過消毒的容器內，不能使用自備的容器。

2.糞便中不可混入尿液。

3.大便中如果混有黏液或膿血，則須留取糞便中混有黏液或膿血的部分。

4.留取的糞便應立即送到醫院化驗室檢查。

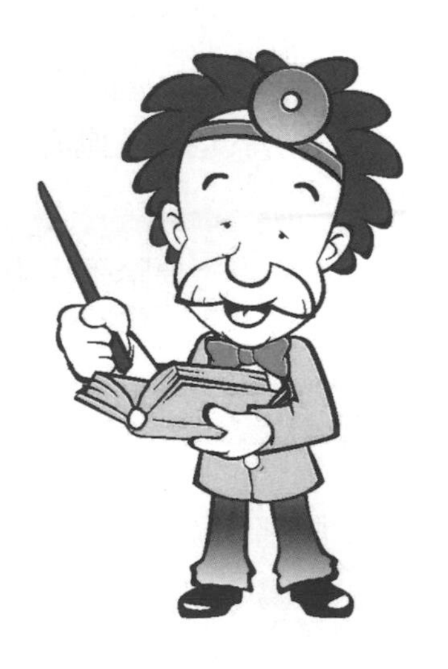

胃液分析

我們已經知道胃的黏膜層有分泌胃液的功能，胃液分析檢查的目的就是要瞭解胃分泌功能的情況。瞭解胃分泌功能，有助於對胃癌、萎縮性胃炎、促胃液素瘤進行診斷，也可以判斷某些藥物對胃液分泌的影響。

做胃液分析檢查時應注意以下事項：

1.有些疾病的患者不適宜做此項檢查，如食道狹窄、食道靜脈曲張、主動脈瘤、嚴重的原發性高血壓、心血管疾病等。所以，在決定做這項檢查前，患者應將自己的病史詳細地告訴醫生。

2.做此項檢查前兩天，要停止使用影響胃液分泌的藥物，如雷尼替丁、硫糖鋁等。

3.因為不同的飲食對胃液分泌的影響不同，所以檢查前24小時禁止食用高蛋白、高脂肪食物，也不要喝酒；檢查前12小時禁止飲水。

4.由於情緒波動會影響胃酸的分泌，所以在做該項檢查前要避免精神刺激。

5.患者不要緊張，應放鬆，配合醫生操作。

腹部透視或攝片

腹部透視或攝片可診斷胃腸道疾病，因為胃腸道內除了液體外，胃和大腸中還經常含有一定量的氣體，在胃穿孔或腸梗阻時，胃腸道裡的氣體和液體分佈失常，這種異常可用X光透視或攝片的方法顯示出來，腹部透視或攝片的目的就是通過瞭解胃腸道裡氣體與液體的分佈情況，來明確是否存在胃穿孔或腸梗阻。

鋇餐造影

胃腸道檢查所用的造影劑是醫用硫酸鋇，由於鋇的原子序數高，不易被X光穿透，在胃腸道內可與周圍器官形成明顯對比。目前使用的鋇劑大多是複方硫酸鋇，根據不同檢查部位，使用前將硫酸鋇加溫開水調成不同濃度的混懸液，口服後檢查胃腸道，稱為鋇餐檢查。根據病情要求，可進行包括食道至結腸的檢查，觀察其形態和功能變化。由於檢查方法的更新，除觀察胃腸道功能情況外，現多進行分段檢查，如重點觀察食道時稱為食道鋇餐檢查；包括食道、胃、十二指腸至空腸上中段時，稱為上胃腸道鋇餐檢查；須重點檢查胃腸道功能者，則須按時、定期檢查胃、小腸與右半結腸，稱為胃腸道鋇餐檢查。

鋇餐造影檢查對診斷起著怎樣的作用，說明如下：

1.可檢查食道、胃、腸道是否通暢，有無狹窄或擴張。

2.可檢查胃腸道管壁是否光滑，有無凹陷或突起。

3.可檢查胃腸的形狀有什麼變化。

4.可檢查胃腸的蠕動速度，賁門或幽門的開閉情況。

此外，將鋇劑製成小鋇條，與食物同時吞服，每間隔一段時間對腹部拍一次X光，通過觀察鋇條在胃腸中的移動情況，可瞭解食物通過胃腸的時間。

一般來說，通過胃腸鋇劑造影檢查胃腸道狀況，對食道腫瘤、胃潰瘍、胃下垂、胃癌、十二指腸潰瘍、潰瘍性結腸炎等疾病的診斷都很有價值。

鋇餐造影時應注意以下事項：

1.檢查前3天不要服含鐵、鈣的藥物，也不要使用多潘立酮（嗎丁啉）、山莨菪鹼（654.2）等影響胃腸運動的藥品。

2.胃、十二指腸、空腸、回腸的鋇劑造影，一般應空腹12小時後進行，以免造影劑與食物液體混雜在一起，干擾檢查結果。

3.結腸造影前要徹底清潔結腸，使結腸內的所有大便排出體外，目的是避免大腸記憶體留的糞便影響檢查效果。檢查前，醫生會給患者開出清潔大腸的藥方，務必要按照藥方服用。

4.如果過去曾做過鋇劑造影檢查，應將檢查結果帶上，以便醫生進行比較分析。

胃鏡檢查

胃鏡檢查前後應做些什麼？說明如下：

1.因為得過某些疾病的人不適宜做胃鏡檢查，所以在接受胃鏡檢查前，一定要將自己曾經得過的疾病詳細告訴醫生。

2.接受胃鏡檢查的前一天不能抽煙、喝酒，不要吃辣椒、大蒜等刺激性食物，晚飯也不能吃得過飽，應吃些容易消化的食物。

3.做檢查的當天需要空腹，早起後不吃任何食物，也不要喝水。

4.檢查前要排空大小便。

5.檢查時要鬆開衣領、腰帶，並取出假牙。

6.檢查過程中不要緊張，讓全身處於鬆弛狀態。

7.在醫生插入胃鏡時患者要不斷做深呼吸，這樣使喉部比較鬆弛，胃鏡容易通過。

8.檢查結束後需休息1小時，當天不能開車，不能從事高空作業。

9.檢查結束2小時後，才能吃微熱的流食，如稀飯、湯麵等。

10.檢查後1～2天，患者咽喉部可能有輕微疼痛，一般無須特殊處理。

11.被鉗取胃活體組織的患者，醫生會囑咐在檢查結束4小時後方可吃流食，以免食物刺激胃組織被鉗取的部位。

12.檢查後需要注意大便的顏色，如有大便帶血、黑便或腹痛等，應立即到醫院諮詢醫生。

結腸鏡檢查

結腸鏡是典型的下消化道鏡，其觀察範圍可達到盲腸部分，甚至到末端回腸，用於瞭解全結腸的病變，在大腸的炎症性疾病、腫瘤等的診斷和治療方面有著重要的作用。以下是適用結腸鏡檢查的一些情況：

1.具有原因不明的下消化道出血、大便習慣改變、慢性腹瀉、腹痛、腹部腫塊、消瘦、貧血等症狀，懷疑有結腸、直腸或末端回腸病變，以及腸梗阻時，可用結腸鏡做確診檢查。

2.結腸癌手術前用於確定病變的範圍，結腸癌、息肉手術後復查及療效評價。

3.作止血、結腸息肉的摘除、腸腔狹窄的擴張、乙狀結腸扭轉復位等鏡下治療。

4.做炎症性腸病的診斷和隨訪。

走出胃鏡檢查誤區

近年來，胃腸病專家們發現，不少患者因為聽說胃鏡檢查很痛苦，所以對這項診斷胃部疾病準確性較高的檢查望而卻步，從而錯過了治療疾病的最佳時機。事實上，很多說做胃鏡很痛苦的人並未親身體驗過。

其實胃鏡是一根軟管，在內鏡直視下進入胃部，無疼痛感。若碰觸到咽喉部位，身體則發生嘔吐反射，這就是通常被認為胃鏡檢查最不舒服的情況。克服這種情況的辦法很簡單，在胃鏡檢查前於咽部噴上麻藥，可使整個咽部神經暫時麻木、遲鈍，減少嘔吐反射；另外也可通過深呼吸來緩解。嘔吐反射因個體差異而不同，年輕人及高度緊張的患者比較容易發生。

隨著醫學發展，目前的無痛胃鏡診治新技術可以在無任何痛苦的情況下完成檢查。方法為：在胃鏡檢查室由麻醉師為患者靜脈注射一種新型短效麻醉藥物，使患者在睡眠狀態下安全地進行胃鏡檢查，患者沒有任何不適感和不良後遺症，對整個檢查過程沒有恐懼性記憶，減少了患者因痛苦或心理暗示等發生不自覺躁動而引起的機械損傷，避免了因刺激自主神經，造成生命體徵改變帶來的機體影響。這樣既免去檢查帶來的痛苦，又縮短了治療時間。

以下是胃鏡檢查不可忽視的細節：

1.適應人群：凡有上腹部不適，疑為胃病，經過各種檢查不能確診者；X光鋇餐透視發現潰瘍、腫物及其他病變不能明確性質者；急性胃出血及慢性原因不明的出血；各種胃病的隨診，如胃炎、術後胃、異物取出等。

2.禁忌人群：急性咽炎、腐蝕性食道炎及胃炎；重症心臟病及肺病；精神病和不合作患者。

3.併發症：胃鏡檢查比較安全，但也有一定的併發症，嚴重併發症的發生率約為0.2%，主要包括吸入性肺炎、穿孔、出血、心律不齊等。

4.檢查前注意事項：胃鏡檢查一般在上午進行，患者需空腹6小時以上，有胃滯留的患者需禁食補液1～3天，或充分吸出胃內容物後方可檢查；老年人尤其是有冠心病、原發性高血壓、腦卒中（中風）病史者，需病情穩定後再行檢查。術前15～30分鐘咽喉局部噴灑或口服麻醉藥，以減輕術中痛苦；術中患者應做腹式深呼吸，以減輕噁心嘔吐等症狀。

5.檢查後注意事項：胃鏡檢查完畢，可用清水漱口，但不可嚥下，防止因局部麻醉後誤吸入氣管中；約1小時後試飲清水，若無嗆咳症狀，方可飲食，飲食應清淡、無刺激。如術後有腹痛加重等症狀，應立即去醫院就診，以排除可能引起的併發症。

內鏡檢查與鋇餐造影能相互替代嗎？

內鏡檢查與鋇餐造影不能相互替代，因為兩者的功能各不相同。

內鏡檢查主要是可以在直視的情況下觀察胃腸道內腔情況，此時，內腔黏膜的顏色、光澤，血管的分佈，分泌物的量和顏色，腔管的寬窄以及幽門、賁門和回盲部的形態等，都非常清晰而真實地呈現在醫生眼前。此外，利用內鏡還能對可疑部位取活組織做病理檢查。不足之處是，內鏡雖然可以清楚地觀察局部情況，但胃腸道的全貌卻無法真實顯現，也不能評價胃腸道的運動情況。

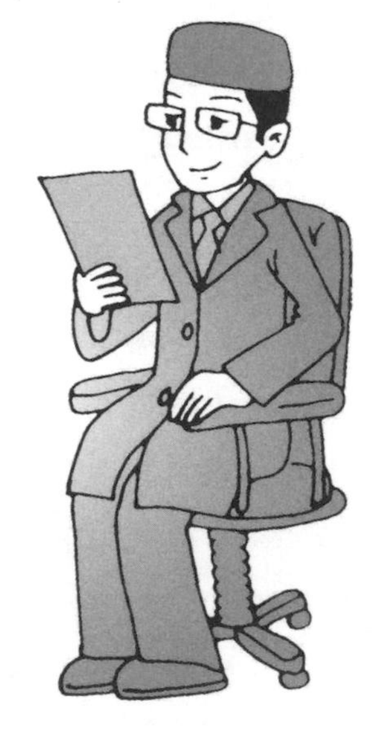

鋇餐造影可以較清楚地勾畫出整個胃腸的輪廓、胃腸道黏膜皺襞的走向和胃腸道運動的快慢，但是在照片上只能顯示深淺不同的黑灰色，有些黏膜的病變不易觀察到，也不能取活組織做病理檢查。

因此，如懷疑胃腸道黏膜有病變，應該進行內鏡檢查，如胃炎、食道炎、潰瘍病、胃腸道腫瘤等；如果希望瞭解胃腸道的位置和形態及蠕動情況，則應進行鋇餐造影檢查，如胃下垂、十二指腸瘀滯症等。當單項檢查不能明確診斷時，則應進行鋇餐造影加內鏡檢查。

什麼是活體組織病理檢查？

所謂活體組織病理檢查，就是採用鉗取、細針穿刺、局部切取或刮取、摘取等手段，從身體上可能有病變的部位切下一部分病變組織，進行病理切片檢查，以明確診斷。此種方法準確、可靠，可及時提供診斷意見，供治療時參考，是臨床上常用的診斷方法。

胃腸道疾病種類繁多，除了一些症狀極其典型的疾病外，多數疾病單憑症狀、體徵，或是影像學的造影分析，很難做出正確的判斷。此時，內鏡結合活體組織病理檢查就成了診斷的最佳方法。

活體組織病理檢查的目的主要在於以下幾個方面：

1.由於所取的組織新鮮，固定後能基本保存病變的原貌，所以可及時、準確地做出結論性診斷，以指導治療，估計預後。

2.必要時，可在手術中作冷凍切片快速診斷，為患者選擇最佳的手術治療方案提供依據。

3.在疾病治療過程中，定期的病檢隨訪可動態瞭解疾病的發展情況和判斷療效。

4.可採用新的研究方法，如免疫組織化學、電鏡觀察和組織培養等，對疾病進行更深入的研究。

廣義的活體組織病理檢查有以下多種方法：

1.體表淺層活組織檢查：通過小手術，切取體表淺層的腫塊或病變組織標本，如皮膚、淺表淋巴結、外露的腫瘤等。

2.內鏡活組織檢查：在內鏡檢查中，如用胃鏡、乙狀結腸鏡、腹腔鏡、支氣管鏡和膀胱鏡等檢查時，鉗取活組織標本。

3.穿刺或抽吸活組織檢查：淋巴結、骨髓、肝臟、脾臟、腎臟等可用特殊的穿刺針穿刺，抽取活組織標本。

4.體腔穿刺液檢查：在腹腔、胸腔等處穿刺抽取液體進行檢查。

5.手術切片檢查：把手術切除的組織固定後染色、切片，做病理細胞檢查。有條件的醫院在手術中還可以冷凍切片，馬上在手術臺旁檢查，20分鐘就可以得到結果。根據結果，可立即決定手術治療方案。

至於做活體組織病理檢查會造成腫瘤擴散嗎？臨床上，對腫瘤患者進行活檢是最常見的。可是，很多患者由於對活檢的意義和目的不甚瞭解，有些患者認為穿刺活檢會引起癌腫的擴散，所以心存疑慮，不能很好地配合醫生做活檢，甚至還因此延誤診斷和治療。

那麼，針吸穿刺、鉗取組織會不會導致癌細胞的擴散和轉移呢？從理論上講，對癌、瘤的任何刺激，包括針刺、切除、取活組織或其他檢查，以及麻醉藥物注射，甚至用力揉搓和擠壓等，都可能造成癌細胞的脫落、擴散和轉移。穿刺活檢時的細針進入腫瘤後再拔出，可能會使針管中沾染少量惡性細胞。有人對細針的外壁作塗片觀察，在一小部分病例中，確實找到了惡性細胞，因此惡性腫瘤沿著細針通道或鉗取路徑擴散的可能性是存在的。但是，有這種可能性並不一定真的就會發生惡性腫瘤擴散。

腫瘤分為良性和惡性兩種，如果活組織檢查的是良性腫瘤，那無論如何也不會發生或促進其擴散和轉移。發生轉移和擴散的只有惡性腫瘤，腫瘤的轉移是指惡性腫瘤細胞脫離其原發部位，通過血液循環和淋巴系統，「跑」到其他器官繼續繁殖生長，形成同樣性質的腫瘤，這是一個複雜的病理過程。

有研究表明，在一般情況下，約有50％惡性腫瘤患者的血液中存有惡性腫瘤細胞，但這並不意味著一定會形成轉移癌，大部分癌細胞在機體免疫機制的作用下並不能存活，只有當機體免疫功能降低，或是脫落的癌細胞過多，超過了機體自身清理能力的情況下，漏網的癌細胞才會在機體某些部位「落戶」，從而生長為轉移癌。針吸、鉗取時即使有少量的腫瘤細胞脫落並進入血液循環，也並不一定意味著發生轉移，因為機體免疫系統會很快地將它們殺滅。

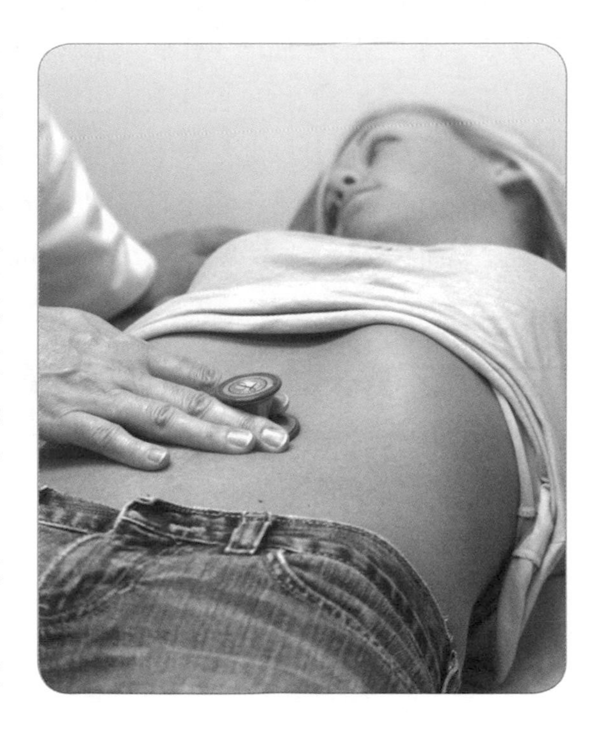

活體組織檢查有促進腫瘤細胞擴散的可能性，但並不是做過活體組織檢

查的患者出現擴散轉移都是因為檢查時穿刺造成的，即使不做活體組織檢查，部分患者也會出現擴散轉移，因為轉移是惡性腫瘤的重要特徵之一。

當然，臨床實踐是最有說服力的。活體組織病理檢查會不會導致癌症的擴散和轉移，一直是眾多學者和醫務人員所關注的問題。通過多年研究，這個問題已有了定論：局部穿刺、鉗取可疑組織不會造成腫瘤轉移，尤其是在穿刺、鉗取後數小時內就進行化療或在4周內進行手術切除腫瘤的，因為穿刺、鉗取而轉移的可能性幾乎為零。

惡性腫瘤的治療方法大多都有嚴重的不良反應，比如放療、化療都會對身體造成嚴重的損害，如果患者在治療之前不做出準確的病理診斷，萬一誤診不僅治不好病，還會無辜地損害身體。通過活體組織病理檢查，確定腫瘤是良性還是惡性，才能進行有針對性的治療。因此，無論身體的什麼部位長了包塊，都要聽從醫生的檢查、診治安排，不要有過多的顧慮，也不必恐懼，否則會因心理負擔過重而延誤診斷，從而喪失最佳的治療時機，致使病情加重。

第三節 做好胃病的預防工作

急性胃炎

急性胃炎又稱急性胃黏膜病變，是指由於各種原因引起的胃黏膜急性炎症，病變可以局限於胃底、胃體、胃竇的任何一部分，也可以整個胃出現彌散性炎症，是臨床常見疾病之一，特別是在夏秋季節氣候溫暖時，由於飲食因素引起的急性胃炎更是常見。

急性胃炎的分類方法有很多，按照病因和臨床表現的不同，可劃分為四類：

1.急性單純性胃炎。

2.急性感染性胃炎。

3.急性糜爛性胃炎。

4.急性腐蝕性胃炎。

中醫認為急性胃炎屬於「胃痛」、「嘔吐」等範疇，在病因病機上多為寒邪克胃、熱邪傷胃，暴飲暴食、穢濁之氣傷胃等。通常的治療原則是：急則治標為先，再辨證採取治法。

急性胃炎的臨床表現常輕重不等，但發病均急驟。輕者僅有腹痛、噁心、嘔吐、消化不良等症狀；嚴重者可有嘔血、黑便，甚至失水、中毒及休克等。家庭生活中，一般在暴飲暴食或食用被污染的食物、服用了對胃有刺激的藥物後數小時至24小時發病。其主要症狀有以下幾點。

1.上腹痛：正中偏左或臍周壓痛，呈陣發性加重或持續性鈍痛，伴腹部飽脹、不適。少數患者出現劇痛。

2.噁心、嘔吐：嘔吐物為未消化的食物，吐後患者感覺舒服。有的患者可嘔吐出黃色膽汁或胃酸。

3.腹瀉：伴發腸炎者出現腹瀉，隨胃部症狀好轉而停止，可為稀便和水樣便。

4.脫水：脫水是因反復嘔吐和腹瀉後失水過多引起，有皮膚彈性差、眼球下陷、口渴、尿少等症狀，嚴重者血壓下降、四肢發涼。

5.嘔血與便血：少數患者嘔吐物中帶血絲或呈咖啡色，大便發黑或大便潛血試驗陽性，說明胃黏膜有出血情況。

導致急性胃炎的病因很多，主要有以下幾個方面。

1.精神因素：精神、神經功能失調，各種急重症的危急狀態，以及機體的變態（過敏）反應，均可引起胃黏膜的急性炎症。

2.細菌感染：包括沙門菌和金色葡萄球菌毒素，以及流感病毒和腸道病毒的感染，由這部分因素引起的急性胃炎與細菌性食物中毒有相似之處。

3.化學刺激：主要來自烈酒、濃茶、咖啡、香料及藥物（如水楊酸鹽、保泰松、吲哚美辛、利舍平、糖皮質激素等）的刺激，其中急性腐蝕性胃炎多由吞服強酸、強鹼及其他腐蝕劑所致。

4.物理刺激：如過熱、過冷、過於粗糙的食物等，均會損傷胃黏膜，引起炎症性改變。而進食被細菌或毒素污染的食物，是導致急性胃炎常見的原因之一。

5.過敏因素：對特定的食品產生反應，例如有人在食用牛奶、雞蛋或魚之後，便會產生劇烈的腹痛，這是因為胃壁發生了變態反應，從而導致了腹瀉和蕁麻疹。即使沒有發生腹痛和腹瀉，可一旦食用那些有過敏原的食物，就會感到身體不舒服，在這種情況下，患者應該去醫院進行檢查。

要預防急性胃炎的發生，可採取下列措施：

1.講究飲食衛生：不在不衛生的小餐館吃飯；不吃放置時間過久，特別是腐敗變味的食品；隔夜的食物一定要蒸煮消毒後再吃。

2.不要進食過冷、過熱、過於粗糙和堅硬的食物：冰箱裡放置的食物不能取出馬上就吃，更不能剛吃完滾燙的火鍋又吃霜淇淋。

3.吃東西不要狼吞虎嚥，要細嚼慢嚥。

4.任何時候都不要過量飲烈酒或過濃的咖啡。

5.避免空腹大劑量服用阿司匹林、布洛芬等解熱鎮痛藥：服藥期間如發現黑便，要立即去醫院檢查。

慢性胃炎

慢性胃炎是指不同病因所引起的各種慢性胃黏膜炎症。因為這種疾病的病程漫長，反復發作，時好時壞，時輕時重。慢性胃炎是最常見的胃部疾患，據統計，在胃鏡檢查者中，80%～90%的人有不同程度的慢性胃黏膜炎症。

慢性胃炎的主要症狀是上腹部疼痛和消化不良，活動期各種症狀明顯，緩解期症狀較為輕微，具體表現在以下幾方面：

1.上腹脹滿：活動期飽脹、有堵塞感，緩解期僅在飽食後出現不適感。

2.噯氣：活動期發作頻繁，聲音響亮；緩解期僅在食後偶見，聲音低沉。

3.上腹疼痛：活動期可見劇痛、絞痛；緩解期不明顯，只是隱痛或脹痛。

4.便血：活動期大便潛血試驗陽性，緩解期大便潛血試驗陰性。

5.噁心嘔吐：活動期經常發生，緩解期只是偶爾出現。

6.食欲差：活動期減退或全無，緩解期尚可或比平時稍差。

根據胃黏膜的不同改變和病因的不同，慢性胃炎可分為以下幾類：

1.慢性淺表性胃炎：屬慢性胃炎中最常見的一種，占慢性胃炎的半數以上。胃鏡檢查時可見胃黏膜充血、水腫、色澤較紅，充血與水腫區相互交叉存在，顯示出紅白相間，以紅為主，或呈花斑狀，有較多黏液斑，可有出血點、出血斑或小片糜爛區。病理檢查可見病變主要是上皮細胞變性、小凹上皮增生及固有膜內炎性細胞浸潤，病變僅局限於黏膜淺表，有時也可累及黏膜全層，黏膜上層變平，形態不規則，但無腺體萎縮。慢性淺表性胃炎有可能痊癒或靜止不發展，但部分患者可發展為慢性萎縮性胃炎。

2.慢性萎縮性胃炎：是比較常見的胃炎，常由慢性淺表性胃炎反復遷延或不癒轉變而來。萎縮性胃炎常與淺表性胃炎合併存在，因此慢性萎縮性胃炎患者也常同時出現淺表性胃炎的症狀。

胃鏡檢查可見胃黏膜色澤暗淡，紅白相間，以白為主，呈灰白或灰黃色，局限性斑塊狀分葉或瀰漫性，胃黏膜皺襞變薄，黏膜下可見網狀血管顯露，有時黏膜呈顆粒狀、結節狀。胃黏膜活組織檢查的主要特點為固有層腺體萎縮、腸上皮化生及炎性細胞浸潤。

根據腺體萎縮的程度不同，慢性萎縮性胃炎可分為輕度、中度、重度。慢性萎縮性胃炎的發病率隨年齡的增長而升高，據統計，年齡每增長10歲，發病率增加14%。慢性萎縮性胃炎的主要症狀有：食欲減退、上腹脹、乏力、貧血等。

3.疣狀胃炎：又叫痘疹性胃炎或慢性糜爛性胃炎，這種慢性胃炎在胃鏡下可見胃黏膜發生大小不等的糜爛塊，糜爛塊周圍的黏膜隆起，形成中心凹陷的病灶。疣狀胃炎可單獨發生，亦常與慢性淺表性胃炎、萎縮性胃炎以及潰瘍病合併存在。

疣狀胃炎的主要表現為：上腹部疼痛，多於空腹時發作，進食後可緩解；噁心、嘔吐、食欲不振、體重下降等；可發生上消化道出血，且出血量較大。

4.膽汁反流性胃炎：十二指腸液（包括膽汁、胰液和腸液）從十二指腸逆流到胃，所引起的胃炎叫膽汁反流性胃炎。這種情況主要見於做過胃切除手術的患者，由於胃的幽門被切除或存在關閉功能障礙，十二指腸液逆流到胃，損害胃黏膜，引起胃黏膜的炎症反應，時間長了，也會引起黏膜腺體的萎縮。所以，膽汁反流性胃炎可表現為淺表性胃炎，也可表現為萎縮性胃炎。

膽汁反流性胃炎除了可有淺表性胃炎和萎縮性胃炎的症狀外，其患者還常有嘔吐苦水的表現，上腹疼痛性質也可呈燒灼樣。

至於引起慢性胃炎的病因是什麼？說明如下：

1.細菌、病毒或其毒素：多見於急性胃炎之後，因胃黏膜病變經久不癒而發展為慢性胃炎。

2.刺激性物質：長期飲烈性酒、濃茶、濃咖啡等刺激性物質，可破壞胃黏膜保護屏障而發生胃炎。

3.藥物：有些藥物如水楊酸鹽、洋地黃、保泰松、消炎痛、辛可芬等，會引起慢性胃黏膜損害。

4.口腔、咽部的慢性感染。

5.膽汁反流：膽汁中含有的膽鹽可破壞胃黏膜屏障，使胃液中的氫離子侵襲胃黏膜而引起炎症。

6.X光照射：深度X光照射胃部可引起胃黏膜損害，引發胃炎。

7.幽門螺旋桿菌感染。

8.環境變化：如氣候變化，人若不能在短時間內適應，就可引起支配胃的神經功能紊亂，使胃液分泌和胃的運動不協調，從而產生胃炎。

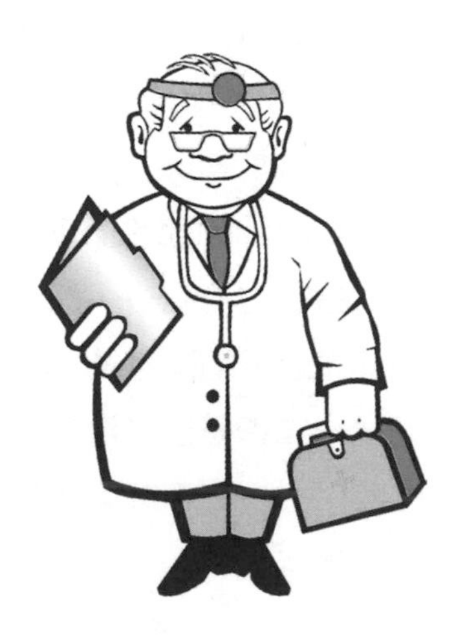

9.長期精神緊張，生活不規律。

10.其他臟器病變的影響：如慢性腎炎、尿毒症、潰瘍性結腸炎、貧血、慢性心衰等，均會引起慢性胃炎。

要預防慢性胃炎發生，需注意：

1.注意氣候變化，注意腹部及下肢的保暖：腹部及下肢的溫度影響胃部的血流，胃血流供應豐富，胃黏膜的營養充足，胃黏膜就會有足夠強的抵抗力。

2.堅持有規律的生活和良好的飲食習慣：慢性胃炎患者在病情發作或加重期間大多自覺注意飲食，不敢有所懈怠，然而一旦病情好轉，就禁不住美食誘惑，導致胃炎的再次發作或加重。

3.適當運動：尤其是進行腹部鍛煉，以增強胃的蠕動能力，改善消化功能。但應注意的是，飯後不要運動，飯後運動使胃的血流量減少，會減弱胃的消化功能。

4.儘量避免服用解熱鎮痛類藥物：如阿司匹林、去痛片等，如必須服用，應在飯後服，並適當加服胃黏膜保護劑，如硫糖鋁等，以減少對胃的刺激。因為這些藥物會破壞胃黏膜屏障，降低胃黏膜對有害刺激的抵抗力。

5.注意適當的休息：不要過於勞累，特別是慢性萎縮性胃炎伴腸化、異型增生者。

6.及時治療相關的疾病：如慢性咽炎、牙齦炎、鼻竇炎等。當口腔、鼻子、咽喉有慢性炎症時，被吞嚥到胃裡的細菌和毒素會引起慢性胃炎。

7.保持樂觀的情緒：長期緊張、精神抑鬱、憤怒、恐懼或心情苦悶、憂思鬱結，往往會引起或加重胃病。各種胃腸病的發生均與精神因素有關，所以做好心理調節、培養良好的情緒，對於胃腸病患者的保健非常重要。如果已經得了胃腸病，只要保持樂觀情緒，再配合其他調養和治療方法，也可減輕痛苦，早日痊癒。

胃下垂

胃下垂是指整個胃下降到不正常的位置，具體來說，就是患者在站立位時，胃小彎的最低點降到髂脊連線以下，胃的下緣到達盆腔內。此症多見於無張力型胃（魚鉤形胃），尤以瘦高型女性多發。胃下垂往往同時伴有腎、膽囊等其他臟器的下垂。胃下垂常會引起胃排空障礙，因而容易伴發慢性胃炎。

產生胃下垂的原因是由於膈肌和懸吊胃的韌帶力量不足，腹內壓下降和腹肌鬆弛等。經產女性、多次腹部手術有切口疝者、慢性消耗性疾病進行性消瘦者及經常臥床少活動者，均容易產生胃下垂。

中醫將胃下垂歸為「胃緩」，認為多因長期飲食失節，或七情內傷，或勞倦過度，導致脾胃虛弱、中氣下陷、升降失常而發病。益氣健脾升降是本病的治療原則，中醫辨證結合其他治療方法能取得較好療效。

胃下垂的症狀包括：

1.進食後發生腹部牽引感及腰痛；不能多吃，稍微吃一點東西就有飽腹感。

2.每次進食後有飽脹、壓迫的感覺，腹部似有物下墜，經常噯氣，推腹可聽見腹內有水振動的聲音。

3.由於稍食即飽、食欲減退，運動使症狀加重而不思活動，久而久之，體質日趨虛弱，常伴有神經衰弱和便秘等。

4.食後稍走快一點就會發生腹痛，但稍稍休息，症狀即可消失；吃飽以後，臍下明顯凸出，而臍上面原來胃的位置反而凹陷下去；躺平以後，腹部的不適感可大大減輕或消失。

5.長期胃下垂會伴有眩暈、乏力、直立性低血壓、昏厥、體乏無力、食欲差等。

6.胃下垂容易併發胃炎，所以許多患者都有胃炎的表現。

胃下垂產生的原因，主要是懸吊、固定胃位置的肌肉和韌帶鬆弛無力及腹部壓力下降，使整個胃的位置降低、胃蠕動減弱。胃下垂可分為先天性和後天性兩種。

天生體形比較瘦弱，胸廓狹長，骨骼纖細，皮下脂肪缺乏，肌肉發育不良者，好發的不僅有胃下垂，其他內臟（如腎、肝、脾、橫結腸等）往往也下垂，所以叫「全內臟下垂」。這種胃下垂是先天性的。

腹部由緊繃變得鬆弛者，這種胃下垂是後天性的。如女性生了好幾個孩子後，原來緊繃的腹部變得鬆弛，腹腔內的壓力降低，可引起胃下垂和其他臟器下垂；或是原來很胖的人，因突然消瘦，腹部脂肪消失，引起腹壓改變而發生胃下垂。

經常穿非常緊的馬甲或束很緊的腰帶，以及常常壓迫胸部和上腹部，也會造成胃下垂。

預防發生胃下垂需注意以下幾件事：

1.要養成良好的飲食習慣，飲食定時定量，體瘦者應增加營養。

2.切勿暴飲暴食，宜少量多餐；戒煙酒，禁肥甘、辛辣刺激之品，宜食用易消化、營養豐富的食品。

3.保持樂觀情緒，勿暴怒，勿鬱悶；要堅持治療，堅持用食物調理和康復鍛煉，要有戰勝疾病的信心。

4.應積極參與運動，如散步、練氣功、打太極拳等。

5.不要參加重體力勞動和劇烈活動，特別是進食後；飯後散步有助康復。

消化性潰瘍

消化性潰瘍是一種極為常見的胃腸道疾病，簡稱潰瘍病，通常發生於胃和十二指腸。由於潰瘍的發生與胃酸和胃蛋白酶的消化作用密切相關，因此稱為消化性潰瘍病。

潰瘍病的主要症狀包括：

1.**疼痛**：這是潰瘍病最常見、最重要的症狀，典型的潰瘍病疼痛有以下特點。

●**疼痛部位**：胃潰瘍和十二指腸潰瘍的疼痛部位大多在中上腹，胃潰瘍的疼痛部位可在劍突下或劍突下偏左處，十二指腸潰瘍的疼痛部位可在臍上方或在臍上方偏右處。

●**疼痛與進食的關係**：胃潰瘍患者的疼痛在進食後0.5～1小時出現，持續1～2小時後逐漸消失，至下次進食後，疼痛又再度出現；十二指腸潰瘍患者在進食2～4小時後出現疼痛，因為是在胃裡的食物基本排空後發生疼痛，所以又稱為饑餓性疼痛，這種疼痛在吃東西後就可以減輕或消失，有時喝幾口開水也可達到止痛的效果，故有疼痛時進食緩解的規律。

●**疼痛發作時間**：潰瘍病患者常常在夜間已經入睡的情況下被疼痛驚醒，吃點東西可以使疼痛減輕，因而有些患者常在床邊準備些食物，以便發作時吃一些。潰瘍病患者很少在早晨發生疼痛。

●**疼痛常週期性發作**：尤以十二指腸潰瘍更為突出。疼痛發作可持續數周或更長時間，然後有一個較長時間的緩解期，在此期間，大多數患者沒有胃痛的感覺。潰瘍病早期，疼痛期短，緩解期長；隨著病情的發展，疼痛期逐漸加長，緩解期越來越短。復發時間多在晚秋，到了夏季，大部分患者都沒有症狀。

●**疼痛程度**：一般不太重，大多數患者都可忍受。

●**疼痛緩解方法**：以手按壓疼痛部位或嘔吐後，疼痛可以減輕；鹼性藥物，如碳酸氫鈉（小蘇打）之類，可以緩解疼痛。

2.噯氣：潰瘍病患者常不斷地噯氣，似乎噯出一些氣體來就可使疼痛減輕一點。

3.吐酸水：這也是潰瘍病患者常有的症狀，特別是吃了甜的或不易消化的食物，經常有酸水從胃裡反出來，所以潰瘍病患者大多不願吃甜食。

誘發消化性潰瘍的病因主要有：

1.攻擊因數的作用增強：如胃酸、幽門螺旋桿菌感染、藥物（非甾體類解熱鎮痛藥等）、胃蛋白酶、膽汁反流等。

2.防禦因數減弱：如黏液——碳酸氫鹽屏障作用減弱是主要病因，它與消化性潰瘍的關係也十分密切。幾乎所有的十二指腸潰瘍患者均伴有幽門螺旋桿菌相關性胃炎，而幽門螺旋桿菌感染與胃潰瘍的關係則稍遜一些。不是由於非甾體類解熱鎮痛藥所引起的胃潰瘍患者中，幽門螺旋桿菌的陽性率可達80％～100％，所以幽門螺旋桿菌感染和非甾體類解熱鎮痛藥是導致潰瘍的最常見因素。

顯而易見，菌株的變異性、宿主因素等在消化性潰瘍的發病中也有重要作用。

診斷消化性潰瘍應做哪些檢查？通常醫生會根據病情的特點，採用上消化道鋇劑造影或內鏡來診斷潰瘍。

1.上消化道鋇劑造影：該項檢查是診斷潰瘍病的重要方法，絕大多數的潰瘍病通過這項檢查都可以得到確診。鋇劑造影時，胃及十二指腸潰瘍形成的凹陷，被嚥下的鋇劑填充，這個填充部位稱為龕影。只要發現了龕影，就說明有潰瘍存在。檢查中，不僅可確定潰瘍病的存在，還可以顯示潰瘍的部位、大小、有無合併症等。但是當潰瘍病合併出血時，醫生就不會採用鋇劑造影檢查了。

2.胃鏡檢查：胃鏡不僅可觀察到某些鋇劑造影不能顯現的表淺的或扁平的潰瘍，還能瞭解潰瘍是處於活動期還是癒合期或瘢痕期，並能在直視下採集標本做活組織病理檢查，這對於潰瘍病的診斷，特別是良性和惡性潰瘍的鑒別有很大意義。

對於潰瘍病合併出血，醫生會進行急診胃鏡檢查，此時可看到出血的部位，必要時還可在胃鏡下進行止血治療。

3.幽門螺旋桿菌檢測：每一位潰瘍病患者都應該做此項檢查。

4.胃液分析：十二指腸潰瘍患者胃酸分泌多增高，胃潰瘍患者胃酸分泌正常或稍低於正常值。如果胃潰瘍患者高峰排酸明顯降低，則胃潰瘍有癌變的可能。所以，胃液分析對於瞭解胃潰瘍癌變有一定的意義。

要預防消化性潰瘍的發生需做到：

1.注意調節精神、情緒，鍛煉身體，增強體質。養成良好的生活及飲食習慣，節制煙酒，避免刺激性藥物、食物，注意生活規律，勞逸結合，避免各種誘發因素。

2.飲食有規律，切忌暴飲暴食、過饑過飽，以免增加胃的負擔，引起出血、穿孔等不良後果。少量多餐，可在餐間加吃些餅乾和糕點。

3.選擇合理的用藥途徑和方法，根據藥物性能和藥理特性，飯前、飯後用藥不能顛倒，否則會引起吐酸、反胃，甚至潰瘍及出血。

4.避免進食粗糙食物，以免損傷胃黏膜而造成穿孔或出血。

5.避免碳酸飲料，少飲咖啡、濃茶、烈性酒，它們會直接損傷胃黏膜，還會促使胃酸過多地分泌。

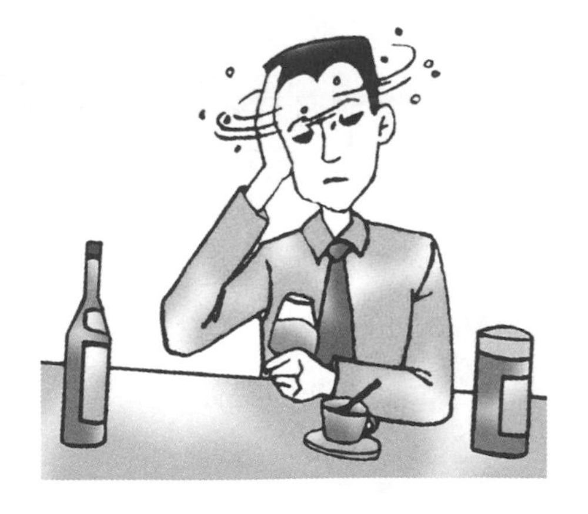

6.不宜過多飲用豆漿等，因為此類食品較易引起脹氣。

7.在醫生指導下正確服用各類藥物。

胃食道反流病

食物從胃裡又返回到食道的現象，就叫胃食道反流。實際生活中，正常人飽餐後打嗝、反胃，嬰兒喝奶後溢奶等，都是胃食道反流的現象，但這只是偶爾或暫時的現象，不是疾病。

正常情況下，食道下段和賁門的連接區有一段下食道括約肌，這道「閘門」使人們吃進去的飯菜即使在倒立姿勢時也不會從嘴裡流出來。但如果「閘門」故障了，胃裡的東西往上反流進入食道就容易多了，由此產生的各種異常病態反應或損傷，就是胃食道反流病。一般人群中，有10%～20%的人存在胃食道反流現象，其中只有一部分會發展成胃食道反流病。

胃食道反流病的症狀包括：

1.燒心：即胸骨後有溫熱、燒灼感，這是胃食道反流病最常見的信號。一半以上的胃食道反流病患者都存在燒心感覺，通常發生在飯後1～2小時。吃得過飽、進食了辛辣刺激性食物，或飯後上身前屈、臥位、用力屏氣等，都會使這種情況加重。燒心的同時還可能口中有酸苦味。

2.胸痛：表現為前胸痛，可延伸到背、左肩臂、頸和下頷，一般發生在飯後1小時左右，當身體屈曲、彎腰、下蹲、平臥或咳嗽時更容易發生，直立後或行走、喝水等能夠緩解。胸痛與燒心、反酸、腹脹這些症狀往往同時存在。

3.吞嚥困難：這是一個時有時無的信號。

4.咽喉部不適：反流物可直接刺激咽喉部，出現咽喉部不適，常被誤診為咽炎。有「咽炎」總治不好，又找不到其他原因的患者，要考慮是否有得胃食道反流病的可能。

5.咳嗽、哮喘：部分胃食道反流的患者合併有咳嗽、支氣管哮喘的症狀，咳嗽多於夜間平臥時發生，表現為嗆咳。這可能是由於反流物被誤吸入氣管，刺激氣管黏膜而誘發咳嗽或哮喘。另外，反流物中含有細菌，吸入氣管也可能導致支氣管炎與肺炎的發生，引起咳嗽。有慢性氣管炎、哮喘或肺炎總治不好，又找不到其他原因的患者，要考慮是否有得胃食道反流病的可能。

胃食道反流的病因比較複雜，正常人胃內的東西不會進入食道，而出現反流就是其屏障功能出現了問題。屏障位於食道和胃的連接處，相當於一扇門，如果它的功能正常，胃內的東西就不會進入食道；如果這扇門關閉不緊，就會導致胃內的東西進入食道。另外，正常人胃內的東西進入食道後，也可以通過吞嚥清除到胃內，這就是食道的清除功能，以保護食道不會受到損害。食道黏膜本身也有保護功能，如果食道的保護功能下降，也會導致胃食道反流。

胃食道反流可能由胃部病變引起，比如：食道下端的括約肌功能障礙、胃排空速度減慢、食道本身的蠕動功能下降、不能迅速清除反流物、胃的一部分突入胸腔形成裂孔疝、天然的抗反流屏障遭受破壞等，這些均易導致胃食道反流發生。

要預防胃食道反流的發生需注意：

1.儘量少吃高脂肪食物，如巧克力、咖啡、糖果。

2.戒煙和戒酒。

3.少量多餐，餐後不宜馬上躺下，睡前2～3小時最好不要進食。

4.如果晚上容易反酸，最好把床頭抬高10～20公分。

另外就是心理因素，心理因素對消化系統的影響非常大，如焦慮、抑鬱都會使消化系統出現不良反應，所以在緊張的時候注意緩解壓力也很重要。

功能性消化不良

功能性消化不良是最常見的功能胃腸病之一。調查資料顯示，普通人群中有功能性消化不良症狀者占19%～41%。功能性消化不良的發生與精神、心理因素有著密切關係，同一家族的人常不止一個人有此種疾病，這叫作家族聚集性。功能性消化不良不會危及生命，但會不同程度地影響人們的生活品質。

功能性消化不良的症狀包括：

1.上腹痛：患者主觀上感覺不適，還有可能感覺到身體裡的組織受到損害，這種疼痛的症狀會讓患者感覺非常不舒服。功能性消化不良引起的上腹痛多無規律性，但與進餐有關，餐後腹痛可能持續存在。

2.上腹脹：類似食物在胃中存在時間過長的不適感，多與進餐有關，進餐後加重。

3.早飽：是指開始進食後胃迅速滿脹的感覺，與吃進的食物體積不成比例，即吃進去的食物可能並不多，患者卻感覺非常滿脹，以致使進餐不能完成。

4.噯氣（打嗝）：即在進食和飲水時吞嚥空氣，在食道下括約肌短暫鬆弛時，嚥下的空氣又排出。這種症狀令患者煩惱，影響其生活品質。

5.噁心和嘔吐：不常見，嘔吐物多為胃內容物。

6.焦慮與抑鬱：有的患者同時伴有失眠、焦慮、抑鬱、頭痛、注意力不集中等精神症狀。

功能性消化不良患者在飲食和生活方面，應該注意以下幾點：

1.應避免油膩及辛辣、刺激性食物，少吃難消化的食物，少食過甜、過鹹食品，過多吃糖果會刺激胃酸分泌。同時應注意食物不要過冷或過燙。

2.不要在進餐時飲酒，進餐後不要馬上吸煙。最好能夠戒煙戒酒。

3.養成良好的生活習慣，不要長期勞累；避免暴飲暴食及睡前進食過量；儘量做到定時飲食；吃飯時要集中精力，進餐時不要討論問題或爭吵；不要吃泡飯，飯前或飯後不要立即大量飲用液體；不要穿著束緊腰部的衣褲就餐；細嚼慢嚥，不要匆促進食，也不要囫圇吞食，更不要站著或邊走邊食。

4.可採取少量多餐而勿多量的方法，避免挑食、偏食和無規律的進食。可在兩餐之間喝一杯牛奶，這樣可有效避免胃酸過多。

5.加強運動，肥胖者應減肥，以減輕胃部負擔。

6.要特別注意保持愉快的心情和良好的心境，化解不良情緒，緩解精神緊張，以利於胃液分泌，使食物消化更順利。

胃癌

胃癌是常見的惡性腫瘤之一，在發病者中男性多於女性，比例為（2.3～3.6）：1。任何年齡都可發生，以中老年人居多，約70％的病例發生在40～60歲，以50～60歲最多。一般認為年輕人的胃癌細胞分化不良、生長快，轉移機會也較多。

早期胃癌症狀輕微，大多數人有不同程度的上腹部不適或疼痛。全身一般情況均好，在普查中發現的早期胃癌可無症狀。據統計，從出現症狀至確診平均歷時6個月，因而如果提高警覺，許多患者可能會更早被發現。

中晚期胃癌幾乎都有症狀，常見的症狀是上腹部疼痛和不適。疼痛常無規律，持續時間較長，可發生在進餐時，可出現在胃部的不同部位，表現的程度和性質也可不同。

發生在幽門區的潰瘍型胃癌，疼痛可與潰瘍病相似；而在胃底部的癌則症狀較輕，或無症狀。

賁門癌可引起吞嚥困難，幽門癌可致幽門梗阻而嘔吐。癌腫糜爛出血，可出現嘔血或黑便，出血時間可相當長，在出血10日後，仍持續大便潛血陽性。

有些患者可觸及包塊，可轉移到腹腔而出現腹水、癌性腹膜炎；可向鎖骨、肝臟、骨骼等處轉移，出現疼痛、黃疸等症狀，患者可有不同程度的食欲不振、貧血、消瘦、乏力、頑固性消化不良等症狀。

胃癌的致病因素目前為止尚不完全清楚，可能與下列因素有關。

內在因素

1.**遺傳因素**：大多數調查認為，胃癌有明顯的家族性聚集傾向，某些胃癌患者親屬中胃癌發病率比對照組高4倍。

2.**萎縮性胃炎**：經研究發現，胃癌的發生與患萎縮性胃炎時胃黏膜功能和結構異常，胃液中游離酸、胃酸減少，胃內細菌增加，特別是在硝酸鹽還原酶陽性菌存在的情況下，亞硝酸含量升高，給胃內合成致癌的亞硝基化合物提供了必要條件有關。

3.**腸上皮化生性細胞的結構**：它和所含有的酶類與空腸上皮相似，能吸收包括脂類、黃麴黴素、苯並芘等物質。而黃麴黴素、苯並芘均為致癌物質。

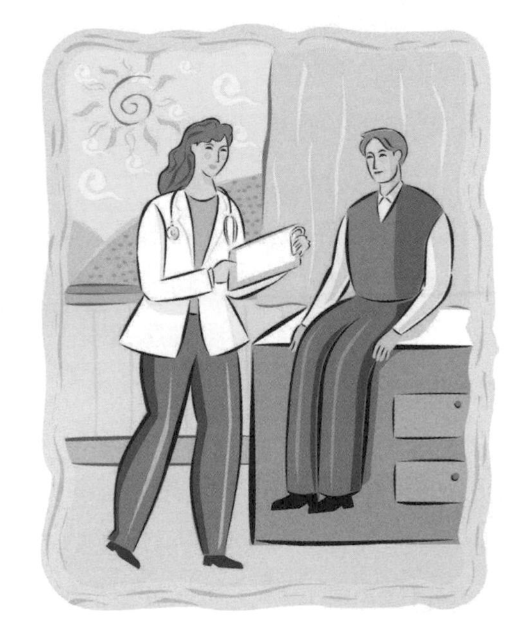

4.**胃潰瘍**：癌變一般發生在潰瘍周圍黏膜，這些黏膜在潰瘍活動時發生糜爛，在反復破壞和再生的慢性刺激下發生癌變。

5.**胃息肉**：大致分為增生性息肉和腺瘤樣息肉兩種，後者有較高的癌變率，尤其是直徑大於2公分的多發性息肉更易癌變。

6.殘胃：殘胃癌多發生在殘端的胃側，其發生率為5%～16%，以第一次手術後10年以上者為多，與十二指腸液反流有關。

外界因素

1.飲食因素：多食蔬菜（辣椒、野菜等）者胃癌發病率低，而常食醃製、煙燻和油炸食物或黴變食物則有利於胃癌的形成。飲食速度過快，飲食不規律，喜燙食和硬食，以及暴飲暴食者都易發生胃癌。

2.環境中的硝酸鹽和亞硝酸鹽：胃癌的發生與硝酸鹽水平成正相關。硝酸鹽本身不會與其他含氮物質作用形成致癌物，它必須先還原成亞硝酸鹽。這種轉變可在未經冷藏過的食物中、口腔內、胃內和膽囊內，由細菌提供的還原酶來完成。

胃癌的分期取決於腫瘤在胃壁內浸潤的深度，依據腫瘤浸潤的深度，胃癌可分為以下三期。

早期胃癌：腫瘤浸潤僅限於黏膜層或黏膜下層。

中期胃癌：腫瘤浸潤已到達肌層。

晚期胃癌：腫瘤浸潤達漿膜下層、漿膜層或漿膜外。通常將中、晚期胃癌稱為進展期胃癌。

在早期胃癌中，黏膜層癌5年生存率為94.8%，黏膜下層癌為86.4%；中期胃癌5年生存率為69.2%；在晚期胃癌中，漿膜下層癌5年生存率為55.3%，漿膜層癌為33.7%，漿膜外癌為9.4%。

胃癌的預後除了與癌腫浸潤的深度有關外，與癌主體的大小也有關。此外，胃癌對周圍血管、淋巴管的侵犯程度和是否向淋巴結轉移等，都與預後有關。在早、中、晚期胃癌中，以無血管和淋巴管侵犯者及未向淋巴結轉移者的預後較好。

胃癌的診斷除了詳細瞭解病史和進行仔細的身體檢查外，還必須進行有關的輔助檢查，這對明確診斷有重要意義。胃癌的輔助檢查包括以下幾個方面。

1.X光檢查：到目前為止，X光胃腸鋇餐仍是診斷胃癌的基本方法和重要方法，診斷準確率可達80%。採用氣鋇、紙張雙重造影法和多角度攝影法，可提高診斷準確率。

2.纖維胃鏡檢查：纖維胃鏡檢查結合鉗取活組織檢查，是診斷胃癌最可靠的手段。早期胃癌可只在胃黏膜出現一小片黏膜的輕度隆起、凹陷或強直等輕微變化，提示胃癌的可能性，再局部鉗取活體組織進行病理檢查，就可確定診斷。

3.糞便隱血試驗：這是早期診斷胃癌的簡易方法，90%的胃癌患者大便隱血試驗為陽性。多次檢查呈持續陽性，超過一個月，經內科治療也不轉陰者，就要考慮是否為胃癌了。本法簡單易行，可多次、反復檢查，應作為首選方法。

4.胃液分析：胃癌患者的胃酸水準較低，胃酸水準低下的程度與腫瘤大小有關，胃癌體積越大，低酸或無酸傾向越明顯。

要預防胃癌發生，需注意：

1.要細嚼慢嚥，規律進食，不要暴飲暴食，不吃硬、燙食品。多吃乳製品、新鮮蔬菜、水果、豆漿等，因為這些食品中含有豐富的維生素C和維生素A類物質，具有一定的防癌作用。另外，多吃大蒜對胃癌也有一定的預防作用。

2.不吸煙、不酗酒，戒除不良的飲食習慣，儘量少吃或不吃醃、燻、燒烤和油煎食品，不吃黴變食物，每天進食的鹽量一般應在10克以下。

3.精神心理因素對癌的發生有重要影響。有醫學家通過動物實驗證明，精神刺激對癌的發生有促進作用，所以保持精神愉快、心情舒暢、少發怒是防癌的重要方法。

4.加強身體鍛煉，如打太極拳、做各種體操、保健按摩等，以達到強身健體、防病治病之目的。

5.對伴有腸化生和不典型增生的慢性萎縮性胃炎、胃潰瘍、惡性貧血和胃息肉者，要積極治療和定期追蹤，警惕胃癌早期症狀，及時做胃鏡檢查、胃脫落細胞學檢查及活體組織病理檢查，爭取早發現、早診斷和早治療。

第三章 食為養，以食為天的養胃秘訣

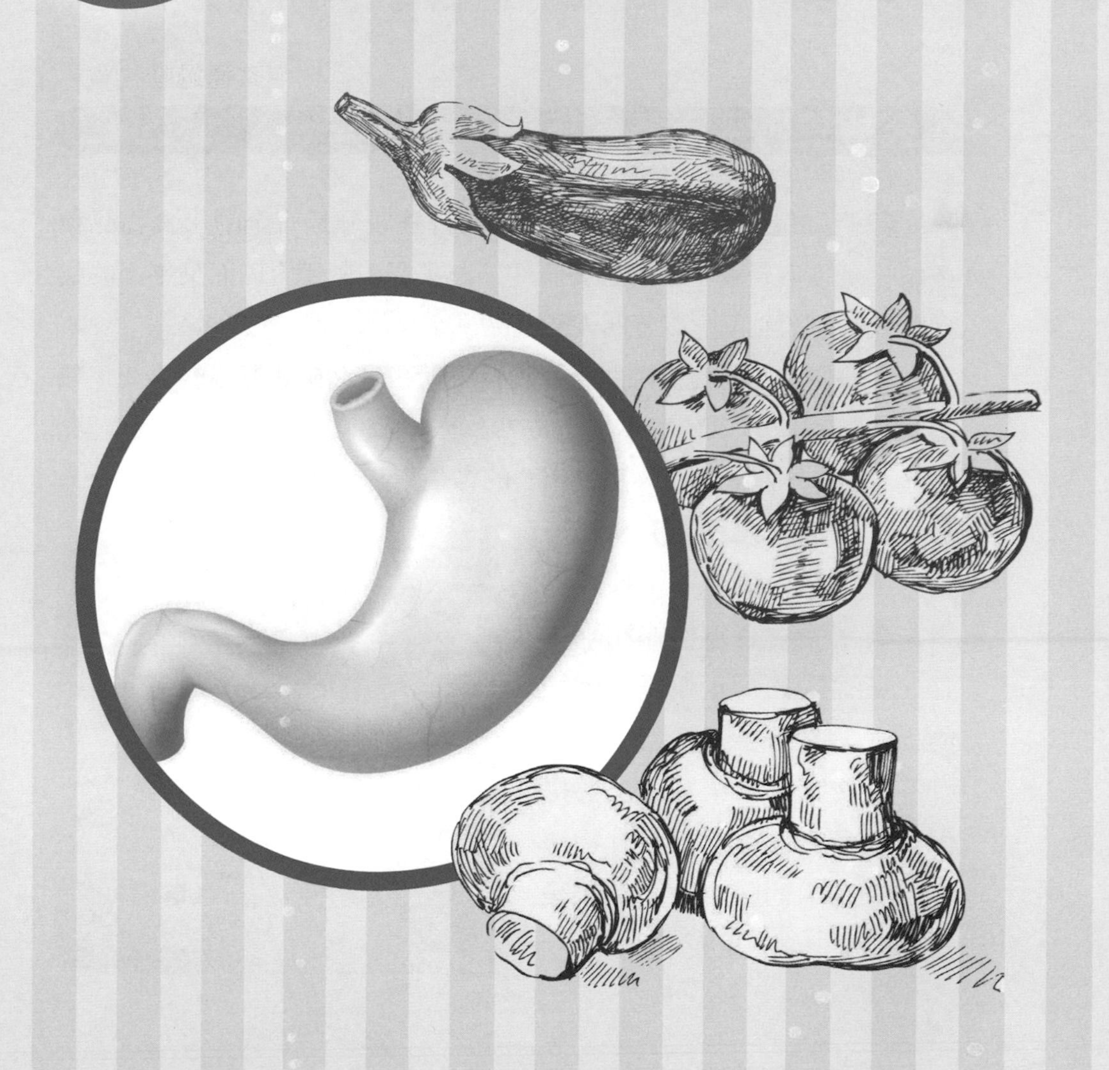

第一節

飲食習慣決定胃健康

養好胃，平衡膳食是基礎

我們知道，沒有任何一種食物的營養成分是齊全的。食物品種多樣化是獲取營養全面的必要條件。為了攝取營養全面而又平衡的膳食，我們每天必須吃以下四大類食品。

1.穀類：主要提供熱能，以維持人體生理活動和體溫的需要。穀類所含營養成分以糖類為主（占70％～80％），其次為蛋白質（含10％左右），脂肪甚少。粗糧所含的維生素和食物纖維比細糧多。

2.豆類（大豆類）和肉、禽、魚、乳、蛋類：主要提供蛋白質，還含有無機鹽和維生素。黃豆中鈣含量較高。肝等內臟富含鐵及B族維生素。

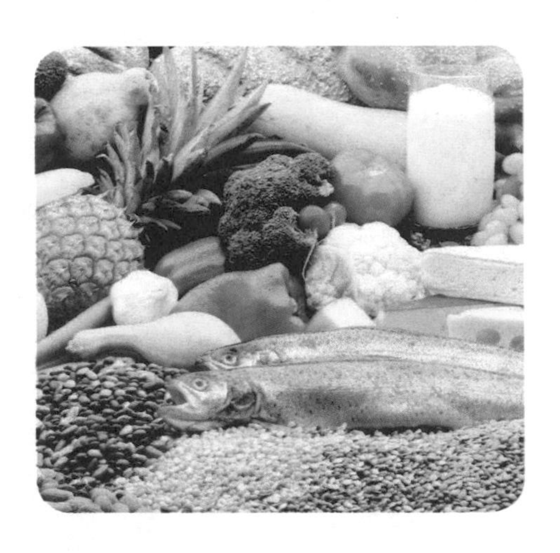

3.蔬菜、水果類：主要提供無機鹽和維生素以及食物纖維。在國人的膳食中，蔬菜是這三種營養素的重要來源。

4.油脂類：主要提供熱能。

上述四類食品必須搭配合理，並保持各種營養素之間的平衡。

進食三餐的最佳時間及順序

胃通常在6小時內會徹底消化掉食物，進入休息狀態。因此，營養學專家認為，一天的進餐次數應該根據胃的這一特性來制定。

早餐

7：00～8：00 是最佳的早餐時間。營養學家建議，早上起床後，可以先適當運動，再進食營養豐富的早餐。如早操、慢跑、練習瑜伽等，都是早餐前很適合的運動。

午餐

12：00～13：00 適合進食午餐。上午消耗了大量能量，正需要進行補充，同時也為下午的能量消耗做儲備。中午適合進食熱量比較高的食物。

晚餐

17：00～19：00 是晚餐的最佳時間。很多人因為中午吃速食或便當，晚餐往往超量進食，想彌補中午不足的營養成分。這種做法是錯誤的，因為晚餐後不久就要進入睡眠時間，所以適宜進食清淡、容易消化的食物，不宜過飽，否則會加重胃的消化負擔。

至於進食順序，營養學家提出，科學的進食順序能夠幫助養胃，錯誤的進食順序會影響對食物營養成分的吸收，甚至引發胃病。

有些人習慣在飯前先食用一點水果，這種做法是錯誤的。水果的主要成分是果糖，雖然不需要胃消化，不會增加胃的消化負擔，但是這些水果富含鞣酸，會降低胃對蛋白質的吸收率。正確的進食順序應該是先喝一小碗湯，然後緩慢地進食蔬菜、肉食、米飯等主食，半個小時後再進食甜品或水果。

在吃主餐前適當喝一點湯，是為了提前給胃傳達「信號」，使胃做好消化食物的準備。同時，飯前喝湯也是為進食過程中體液的消耗做好儲備。

在喝過少量的湯暖胃後，開始進食蔬菜、肉類和米飯。然後，一定要間隔半個小時以上再食用水果。這是因為主食含有大量的澱粉和蛋白質，胃需要兩個小時甚至更久的時間來消化它們。如果在進食完主餐後馬上食用甜品和水果，不但進一步增加了胃的消化負擔，還會因為胃內食物過多，導致水果被堵塞在胃內。水果中的成分在體內的常溫狀態下，容易腐爛產生毒素，傷害胃部。還有些人習慣在飯後馬上喝一點湯或者白開水，其實，這樣也是錯誤的。飯後胃內正需要大量的胃酸消化食物，此刻飲用湯汁或白開水，會沖淡胃酸的濃度。

細嚼慢嚥，減輕胃腸負擔

胃腸病患者在選擇食物時要考慮營養平衡和是否易消化，但如果在吃的過程中不是細嚼慢嚥，而是狼吞虎嚥，那也無法達到良好效果。食物在嘴裡咀嚼不完全，會加重胃的負擔，容易造成胃潰瘍和胃炎；另外，由於嚥得太快，一些堅硬的食物也容易卡在喉嚨，而且，吃東西太快還容易產生脹氣。

食物一入口後，只有用牙齒好好咀嚼並讓其和唾液混在一起，唾液中的消化酶素才會產生作用，分解食物，從而減輕胃的負擔。因此對於腸胃功能較弱的人來說，為了不增加胃腸的負擔，吃東西還是要細嚼慢嚥。特別是煎餅之類的食物，如果不經過咀嚼而囫圇吞下去的話，很容易刺傷胃黏膜，從而誘發炎症。

唾液是食物的天然消化劑，又是天然的防癌防病劑，我們應該充分利用它，所以吃飯時一定要細嚼慢嚥，讓唾液為我們的身體做健康服務。

飲食清淡，勿嗜鹹

鹽是人們生活中離不開的調味品，也是人體所必需的物質。缺少了鹽的攝入，健康就會受到影響。但事物都有兩面性，人體對於鹽的攝入量也並非越多越好。

國外一些學者認為，攝鹽過多是加重胃腸負擔的重要原因之一。生活在北極圈的愛斯基摩人，每天食鹽攝取量低於5克，很少發現腸胃有疾者。據調查，日本東北部居民每天吃鹽25克，腸胃功能不好者為10%～40%。因此，許多醫學專家提出，每日攝鹽量應控制在2～5克。醫學專家們還建議，從嬰兒時期就開始養成淡食的習慣，有利於防止成年後的胃腸疾病。另外，胃腸疾病患者更要嚴格限制攝鹽量，否則病情會加重。

在現實生活中，一部分人養成了嗜鹽的不良習慣，覺得鹽少無味，凡是菜肴湯水一類，鹽味重則味道美。殊不知，這種飲食習慣不但對自身健康不利，且極易影響下一代的健康飲食習慣。因此，為了健康，為了能夠享受多種多樣的美食，食鹽多者要學會逐漸改掉嗜鹽的不良習慣，多選擇一些清淡的飲食或一些既美味又養胃腸的湯水，從而讓身體更健康。

站立進食最健康

人們大多養成坐著吃飯的習慣。因為坐著胃部輕鬆舒適，進食時有利於食物的消化、吸收。也有一部分人習慣蹲著吃飯，醫學專家研究發現，蹲著吃飯是最不健康的，因為下蹲時腿部和腹部都受到壓迫，易造成血液受阻，此時，就極易引起胃部供血不足，影響胃部的消化和吸收。

對於胃病患者來說，站立用餐是個不錯的選擇。站立狀態下，更有利於吞嚥和消化食物。有燒心、反酸等胃部不適的患者，尤其適合選擇站立姿勢進食，因為燒心、反酸等多是胃內的胃液和食物反流到食道引起的。

餐前喝點湯，保胃又健康

吃飯前先喝幾口湯，可以潤滑消化道，使我們在吞嚥時食物可以順利下嚥，以防止乾硬食物對消化道黏膜的刺激。另外，在吃飯的過程中偶爾喝點湯也是有好處的，這樣有助食物的稀釋和攪拌，有益於腸胃對食物的消化和吸收。營養學家認為，餐前或就餐過程中適當地喝點湯，可以減少食道炎、腸胃炎的發生，而且經常喝湯的人，消化道也會經常保持健康狀態。

但餐前喝湯也要適量，不可大量地進食湯水，因為過量的湯水很容易沖淡胃液，稀釋胃酸，從而降低胃的消化功能，造成食欲不振。如果沒有餐前喝湯的習慣，吃飯時也不進湯水，那麼飯後會因胃液的大量分泌，使體液喪失過多而產生口渴的感覺，如果這時候再喝水，就會沖淡胃液，影響食物的吸收和消化。所以，養成餐前適當喝湯的習慣，對於腸胃健康是很有好處的。

當然，餐前喝湯的量也要因人而異，喝湯時間也很關鍵。一般來說，早晨由於一夜的睡眠，人體水分損失比較多，因此早餐前可適當多喝點；而中餐和晚餐前可以少喝點，一般半碗湯就可以了。進湯時間以餐前20分鐘左右最佳。總之，進湯應以胃部舒適為度，並非要定時定量。

膳食應合理烹調，食物應合理搭配

對於胃腸病患者來說，日常飲食不僅要認真選擇合適的食物，還要進行合理的烹飪，其目的是最大限度地保留食物中的營養素，又適合胃腸病患者食用。胃腸病患者飲食烹飪的重點要放在如何使食物變得易消化。同樣的食物做法須不一樣，有的好消化，有的難消化，如穀物好消化，但做硬了就會變得不易消化了；相反，食物本身是不好消化的，但如能根據疾病的特點進行科學烹調，食物也可以變得容易消化。只要在烹飪方法上下功夫，可以選擇的食物種類會增多，這樣也能豐富食譜，增進食欲。

具體幫助消化的烹飪方法有：

1.使用新鮮材料。

2.食物宜切碎。

3.要清淡，並注意色香味。

4.菜應現做現吃，忌反復加熱。

5.控制油脂量。

6.瓜果去皮；肉類去皮去筋，沿切斷纖維的方向切，去掉多餘脂肪。

7.穀物以蒸熟為好。

8.食物儘量不用煎、炸、燒、烤、燻，宜用煮、蒸、燉、燜、溜等方法。

科學的食物搭配方法如下：

1.主副食搭配：主食是指含糖類為主的食品。主食可提供主要的熱能糖類及蛋白質，副食可以補充優質蛋白質、無機鹽和維生素等。

2.乾稀食搭配：主食應根據具體情況採用乾稀搭配，一來可增加飽腹感，二來有助於消化吸收。

3.粗細糧搭配：粗細糧合理搭配、混合食用，可提高食物的風味，有助於各種營養成分的互補，還能提高食品的營養價值和利用程度。

4.葷素搭配：副食品種類要多樣，並做到葷素搭配，這樣有利於食物的蛋白質互補，並能調節機體酸鹼平衡。肉類、魚、奶、蛋等食品富含優質蛋白質，各種新鮮蔬菜和水果富含多種維生素和無機鹽，兩者搭配能烹調製成品種繁多、味美可口的菜肴，不僅富於營養，又能增強食欲，有利於消化吸收。動物性食品含豐富的氯、硫、磷等非金屬元素；植物性食品如穀類、蔬菜和水果中含鈉、鉀、鎂等金屬元素多，在體內則生成鹼性氧化物。所以，植物性與動物性食品的合理搭配有利於機體保持酸鹼平衡。

5.季節搭配：食物搭配要適應季節變化，夏季食物應清淡爽口，適當增加鹽分和酸味食品，以提高食欲，補充因出汗而導致的鹽分流失。冬季飯菜可適當增加油脂含量，以增加熱能。

飲食有節，養胃把握適度原則

我們常說，凡事適可而止，否則便會招來麻煩。日常飲食也是如此，你吃得多了，胃就會有意見，胃雖然不會說話，但它會以別的方式反抗你，甚至報復你，時間一長，你的消化功能就會紊亂，進而影響身體健康。這正如《黃帝內經》中所說：飲食自倍，腸胃乃傷。中醫學認為，人的胃是一身氣機升降的樞紐。這就像是鐵路交通的重大樞紐一樣，某個地方一旦有異常現象，勢必就會引起一連串的反應，比如車次混亂、旅客受阻，甚至發生車禍；同樣，如果脾胃這個人體的樞紐癱瘓了，就會導致一系列疾病，急性胃炎、慢性胃炎、腸炎等疾病則不請自來。

吃得過飽不利於健康，但吃得太少也有損健康。有些人片面認為吃得越少越好，尤其是減肥族，為了擁有苗條的身材，強迫自己挨餓，結果由於身體得不到足夠的營養，反而虛弱不堪、四肢無力、精神恍惚。正確的方法是「量腹所受」，即根據自己平時的飯量來決定每餐該吃多少。只有這樣，才不致因饑飽而傷及五臟。

飲食有節的另一個意思就是飲食要定時。不到吃飯時間不吃東西，這種飲食習慣是正確的。「一日三餐，食之有時」，胃適應了這種進食規律，到吃飯時便會作好消化食物的準備。愛吃零食的人，到了吃飯時間常會沒有饑餓感，勉強塞進些食品，也不覺得有什麼滋味，而且吃到肚子裡面難受，難以消化。

中醫學認為，一日之中，機體陰陽有盛衰之變，白天陽氣旺，活動量大，故食量可稍多；而夜暮陽衰陰盛，即待寢息，以少食為宜。因此古人有早餐吃好、午餐吃飽、晚餐吃少的名訓。按照現代營養學的要求，一日三餐的食量分配比例應該是3：4：3。

舉例來說，如果我們一天吃500克糧食的話，早、晚餐應各吃150克，中午吃200克，這樣比較合適。有人觀察，每天早餐進食8368千焦（2000千卡）的熱量，對體重並無明顯的影響；而把這麼多熱量放在晚餐，人的體重就會明顯增加。這說明飲食對於體重的影響，在一天的什麼時候吃比吃什麼更重要。

這裡雖然強調按時進食，但並不完全排斥按需進食，即想吃時就吃一點，不想多吃就少吃一點。像身患慢性病、運動量不大的老人，晚上不想吃東西或吃東西後肚子就難受；午睡時間過久的人，常常在晚餐時間不想吃東西；熬夜加班的人，在第二天早餐時往往不想吃飯，想趕快睡上一個好覺，對於他們來說，等有了食欲時再吃會更好一點。對於這一點，著名養生學家陶弘景早就指出：不渴強飲則胃脹，不饑強食則脾勞。意思是，人若不渴而勉強飲水會使胃部脹滿；若不餓時勉強進食則會影響脾的消化吸收，使脾胃功能受損。

以上說明按需進食是適應生理、心理和環境變化而採取的一種飲食方式，但它不應是隨心所欲，比如零食不離口；也不應是毫無規律地隨意進食，而是「於外適應變化的環境，於內適應變化的需要」，使飲食活動更符合內在的消化規律。

現在許多人有不吃午飯、午飯營養不均衡等不良飲食習慣，也是引發胃病的根源之一。上班族中午吃飯時間只有1～2小時，一部分人為了一些瑣事會縮短吃飯時間，吃飯時狼吞虎嚥，大量食物來不及充分咀嚼就進入胃部，從而增加胃的負擔，長此以往，極易引發胃炎、消化不良等胃部不適症。

還有很多女性為了減肥，中午刻意不吃。這樣會使胃部長時間得不到運動，從而造成胃部消化功能退化。還有一些人中午選擇食用速食，這類食物一般營養不均衡，且對胃會造成一定的傷害。

醫生建議午餐最好選擇食用新鮮的蔬菜搭配肉類和米飯，細嚼慢嚥進食。只有這樣才能避免引發消化不良、胃炎等。

總而言之，按需進食與一日三餐按時吃飯的飲食習慣並不矛盾，它們是相輔相成、互為補充的。它們可以適合人們在不同環境中的飲食需要，目的是讓人們的飲食活動變得更科學，對健康更有益。

第二節 養胃，飲食禁忌莫忽視

別當早餐的「逃兵」

俗話說「一日之計在於晨」，對於人的身體來說也是一樣的，只有早餐攝取了足夠的能量，才能在一整天保持良好狀態，尤其是對碳水化合物的攝取，它能最快地轉化為能量被人體利用。而很多人早上匆匆起床後就上班，沒有養成吃早餐的習慣。長期不吃早餐的危害大家也容易忽視，特別是年輕人，認為自己年輕力壯，少吃一餐也無大礙。直到病發後，才後悔莫及。

人體消化系統有著自己特定的生物節律，如果不吃早餐使這種節律發生改變，胃腸蠕動及消化液的分泌發生變化，胃長時間處於饑餓狀態，會造成胃酸分泌過多，消化液沒有得到食物的中和，就會對空腹的胃腸黏膜產生不良刺激，引起胃炎的發生，嚴重者可引起消化性潰瘍。因此，一定要吃早餐，這樣才能儲備一整天工作的能量及擁有更好的身體。

冷飲切忌痛飲無度

炎熱的夏季，劇烈運動和緊張工作後，喝一杯冰鎮飲料或進點冷飲，絲絲涼意浸入心脾，讓人感到特別地愜意。但貪圖一時痛快的同時，切不可忘記痛快背後的隱患。常吃冷飲會使人發生胃痛、腹痛，甚至嘔吐和腹瀉；且常吃寒冷食物的人還會引起消化不良、食欲不振等胃腸疾病。

正常人的胃腸道有一定的張力，並保持著一定的有節律的蠕動，血液循環也隨著其活動的強度而增減。如果突然吃進大量冷飲，胃腸道表面受到寒冷的刺激，使胃部產生痙攣性收縮，腸道蠕動亢進，將導致胃痛、腹痛、噁心和腹瀉。同時胃腸道血管也因受寒涼的刺激而收縮，胃腸道血液供應減少，導致胃腸道的分泌、蠕動等生理功能失調，加重了上述症狀。

另外，糖類是冷飲的主要成分，人們在喝冷飲時不知不覺中就攝入了過多的糖分。此時飽食中樞會發出「飽」的信號，從而使人不感到饑餓或不想進食。時間一長，就會使人營養失調、食欲減退。

也有人在吃飯過程中或在飯後喝飲料，大量飲料充滿胃腔會沖淡胃液，且飲料中的二氧化碳還會中和胃酸，導致消化不良。有慢性胃腸道疾病的患者，胃腸道的分泌、蠕動本身就存在障礙，胃腸黏膜防禦功能低下，因此，這些人更不宜吃冷飲、喝飲料。健康人平時也要做到少吃冷食、少喝飲料，這樣才會使腸胃保安康。

對於腸胃病患者來說，如果一定要吃涼食，不妨在進食時加點薑或是芥末，因為薑、芥末有暖胃、祛風寒、抑菌等功能，因而能減少涼食對腸胃的傷害。由於涼食中含有一定量的熱能，吃得過多會影響正餐的營養攝入，所以吃涼食要適量，要以不影響正餐為宗旨；還要注意不要在剛吃完熱飯菜後馬上吃涼食，忽冷忽熱會強烈刺激腸胃，使腸胃平滑肌強烈收縮，造成腹痛。

忌暴飲暴食

暴飲暴食可說是現代人的一種普遍現象。如有的人在心情鬱悶時不吃不喝，心情好時就大吃一頓；也有的人為了追求形體美而節食，但往往堅持不了太久，因受不了美食的誘惑，又毫不忌口、暴飲暴食一通，然後又開始節食。如此循環，最終結果是患上胃腸病。

暴飲暴食最常見的影響是突然發生腹部劇烈疼痛，醫生稱之為急腹症。過多的油膩物或乙醇（酒精）在胃裡停留時間太長，直接刺激胃壁，使胃黏膜受到損傷，同時刺激胃酸大量分泌，就會導致胃、十二指腸黏膜受損，出現充血、水腫乃至潰瘍。體形消瘦的人暴飲暴食後可誘發或加重胃下垂。因此，吃也是一門學問，飲食有度才能常保胃腸道健康。

進餐時要專心，飯後忌馬上散步

很多人都習慣邊用餐邊看電視，醫學專家指出，這種進餐方式對胃健康存在著極大的隱患。

人體內的血液量是固定的，它按照不同的比例分配到身體各部位。當身體內某個臟器進入工作狀態時，心臟會根據「多勞多得」的原則對血液進行暫時性分配。看電視時大腦處於工作狀態，需要更多的血液支持腦部運轉。而在這個時候用餐，胃內進入大量食物，也會需要很多血液來維持正常的消化、吸收。人體內的血液總量有限，胃部和大腦同時需要更多血液，就會出現供血不足的狀態。胃部如果沒有得到充足的血液供應，就會降低蠕動速度，引起消化不良等胃部疾病。

而民間也流傳一句話：「飯後百步走，能活九十九。」很多人都將這句話奉為佳句，因此經常在飯後立即進行散步等運動。其實，這種說法雖是正確，但並不是在吃完飯後馬上進行散步運動。

飯後，大量食物進入胃部。在進行食物消化、吸收的過程中，需要大量的血液和能量來輔助完成這項巨大的「工程」。於是，身體會調配大量的血液到胃部支援。飯後立即散步會增加人體的活動量，使大量血液消耗在肢體運動上，從而導致胃部供血不足。長期飯後立即散步易使胃蠕動減緩，導致胃功能紊亂，甚至引發胃脹、消化不良、胃痛等症狀。

忌挑食偏食

有的人總喜歡吃一種或幾種食物，對其他食物基本上不怎麼吃，這就很容易形成挑食偏食習慣，這是一種對身體健康非常不利的飲食習慣。

人體對營養的需要是多方面的，這些營養又分佈在不同的食物中。任何一種食物，不論它的營養價值多高，都不能提供人體所需要的全部營養，所以長期只吃一種或幾種食物，肯定會造成體內其他營養元素缺乏，從而使體內的營養不平衡，導致疾病發生。比如長期偏食葷菜而不吃新鮮蔬菜，就會造成體內多種維生素缺乏；還有一些人過於喜吃零食而不吃正餐，就會使胃腸不停地蠕動而得不到休息，胃腸分泌的消化液得不到調節，就會造成功能紊亂，出現消化不良的情形。

還有些挑食偏食者，見到喜歡的食物就多吃，不喜歡的食物就不吃，這樣饑一頓、飽一頓時間長了，也會破壞腸胃的消化功能，造成胃腸道的功能失調，產生各種腸胃疾病，如消化道潰瘍病等。

根據世界營養協會的資料，人體必需的營養素多達40餘種，這些營養素必須通過食物攝入來滿足人體的需要。一般來說，在日常膳食中，要保證以下五大類食物的攝取：

第一類為穀類及薯類，包括米、麵、雜糧等。

第二類為動物性食物，包括肉、禽、魚、奶、蛋等。

第三類為豆類及其製品，包括大豆及其他乾豆類。

第四類為蔬菜水果類，包括鮮豆、根莖、葉菜、瓜果等。

第五類為純熱能食物，包括動植物油、澱粉、食用糖等。

如果你不知道怎樣搭配食物才能保證營養豐富，那麼每天盡可能吃20～30種不同的食物，每樣都少吃點，對健康會有幫助的。

少飲咖啡和濃茶

咖啡的主要成分是咖啡因，具有特別強烈的苦味，能刺激中樞神經系統、心臟和呼吸系統，具有提神的作用，它已成為一種在世界風行的飲料。

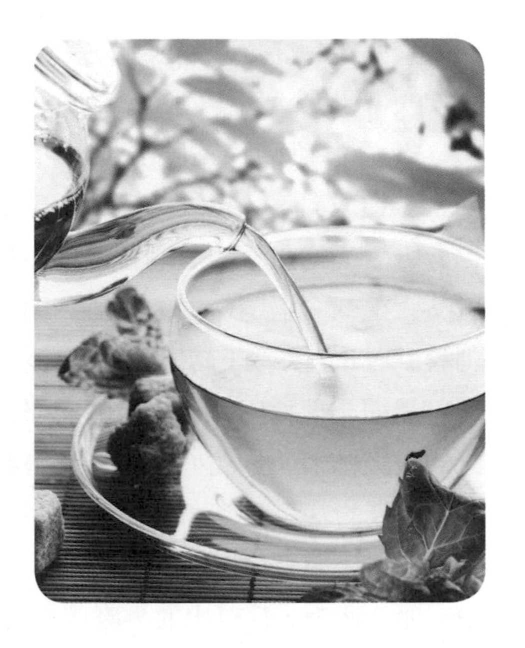

飲茶更是有著悠久的歷史，從中醫角度來看，茶具有止渴生津、清熱解毒及消食化滯的功效，其主要成分茶鹼具有興奮中樞神經系統的作用，也可用於提神。

現代生活中，許多人因為生活節奏加快、工作繁忙，有時甚至需要通宵達旦工作，所以常常靠喝濃咖啡、濃茶來提神，但咖啡中所含有的咖啡因和茶葉中的茶鹼都會對胃產生一定的刺激，會損傷胃黏膜屏障，進而引起炎症甚至潰瘍性病變，所以飲用咖啡和茶時不宜太濃，以免引起胃病。已有胃病的人更應注意少飲。

小心燙食傷害胃，辣雖過癮忌過量

在人體的各種器官中，以口的耐熱度最高，燙得聯手都不敢碰的開水照樣能慢吞吞地喝下去。倘若人跳入80℃的熱水中，全身都會被燙傷；但將80℃的熱水喝入口裡，口腔卻安然無事。因此，有些人有吃燙食的愛好。

喜歡燙的刺激並不是好現象，因為燙食很容易引起食道與胃部的炎症，患上食道癌的人大多喜歡吃燙食。當然，話雖如此，我們也不必太緊張，只要平時養成不吃太燙的食物的習慣就行了。

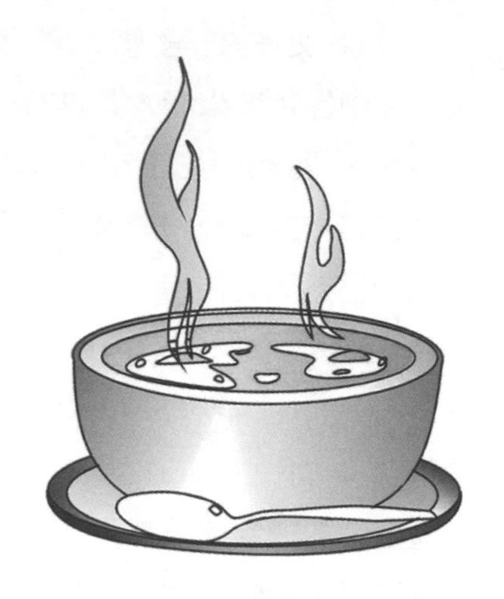

燙食會使口腔黏膜充血，損傷黏膜，造成潰瘍；另外，燙食對牙齒也有害，易造成牙齦潰爛和過敏性牙病；太燙的食物還會損傷食道黏膜，刺激黏膜增生，其留下的瘢痕和炎症還可能引起惡性病變。許多腫瘤學專家的研究都表明，癌症實際上就是在慢性炎症的基礎上發展起來的。

此外，辣是我們生活中常伴的一種味道，但多吃辣椒會導致胃黏膜充血、水腫，甚至出血、糜爛，所以患有胃炎、胃潰瘍的人應不吃或儘量少吃辛辣食物，沒有患胃病的人吃辣也應有度。

剩飯熱後吃不得

專家指出，常吃剩飯久而久之會引起各種胃部疾病，如消化不良、胃炎等。為什麼剩飯熱後食用會造成胃部疾病呢？原來，澱粉在加熱到60℃以上時會逐漸變成糊狀，這個過程被稱為糊化。糊化的澱粉很容易被人體分泌的消化酶水解，從而為人體提供養分。但是糊化的澱粉冷卻後，澱粉中的分子就會重新排列並排出水分，這叫作澱粉的老化。老化的澱粉分子即使重新加熱，哪怕溫度再高，也不可能恢復到糊化時的分子結構，這就降低了人體對它的水解與消化能力。所以，長期食用那些冷後重熱的飯，容易導致各種胃病。因此，為了健康，千萬不要圖一時的省事將就著把剩飯熱熱再吃。

吃飯時不宜喝水，飯前不宜光喝酒

食物在口腔裡被牙齒咀嚼磨碎後，就開始生化作用，即唾液酶對食物的水解作用。唾液是腮腺、頜下腺、舌下腺的分泌物。腮腺唾液含有大量的澱粉酶，主要用於將澱粉分解為糊精，進而分解成麥芽糖和葡萄糖，供人體吸收。如果吃飯時喝水，由於水會沖淡唾液、胃液和腸液等消化液，因而會降低腸胃的消化作用，直接影響小腸絨毛對營養物質的吸收功能。

如果養成了吃飯時喝水的不良習慣，各種消化液的分泌會逐漸減少，甚至停止。消化系統分泌功能退化、削弱，往往容易造成消化不良等腸胃疾病。這樣，蛋白質、脂肪和澱粉等營養物質，不能充分分解為氨基酸、甘油或脂肪酸以及單糖和葡萄糖等簡單物質，以供給小腸絨毛吸收。

那麼，吃飯時喝湯怎麼樣呢？湯味道鮮美，鹹淡可口，能夠刺激腺體分泌消化液，而不會對其分泌起抑制作用，因此，喝湯與喝水不能相提並論。

另外，先喝酒後吃飯也是不好的習慣，因為吃飯前胃內空虛，如果這時喝酒，酒精就會對胃壁和食道黏膜產生直接的刺激作用，會使胃的功能受到影響或影響食欲。有的人在喝酒後不想吃飯就是這個道理，嚴重的還會引起胃疼或急性胃腸炎。

喝酒的人一般都有這樣的體會：喝同樣量的酒，如果胃內有食物，就沒有太大的反應；如果是吃飯前空腹喝，就會有頭暈等不適感。所以，有的人常在赴宴喝酒前先吃點食物墊墊底，就是這個道理。因為胃內有了食物，會減輕酒精對胃壁的直接刺激，同時也會使酒精的吸收速度相對減慢，酒力的發作減緩。

飯後忌立即洗澡且不宜進行房事

許多人知道饑餓的時候不宜沐浴，卻很少人知道飯後也不宜洗澡。為什麼呢？因為人在進食後大量血液集中到胃部，幫助胃部消化和吸收。而沐浴時熱水會刺激皮膚，加快體內血液循環，血液循環加快後，胃部就會出現供血不足的情況，消化功能也會受影響。長期飯後洗澡會使胃部消化功能降低，引發消化不良等胃部疾病。

另外，胃部在飯後承擔著消化食物的任務，為此，身體內的血液會大量集中到胃部，此時如果進行房事就會使胃內血液減少，胃蠕動變緩，從而影響胃部的正常消化、吸收，還可能導致胃部飽脹、胃痛等不適。

第三節 養胃食物大搜索

番薯，促進胃腸蠕動

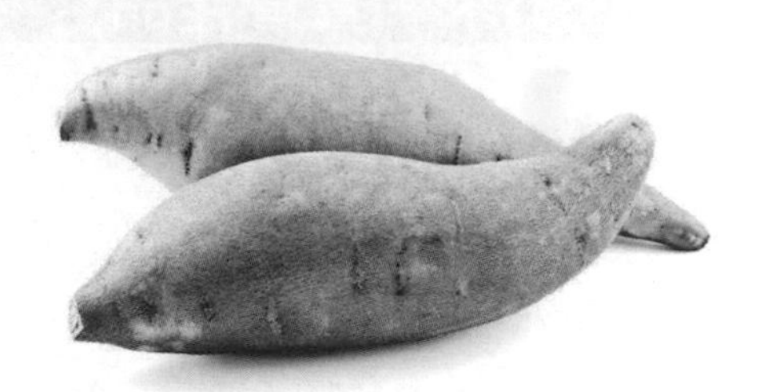

番薯有「蔬菜皇后」、「抗癌之星」、「高級保健食品」之稱，這是由於番薯富含多種微量元素及維生素，而這些物質能保持血管彈性，對防治腸胃病及中老年患者習慣性便秘有很顯著的效果。番薯富含的膳食纖維，在腸道內無法被消化吸收，能刺激腸道，增強蠕動，通便排毒，可用來治療痔瘡和肛裂等病症。此外，番薯對預防直腸癌和結腸癌也有一定作用。

很多人認為吃番薯會使人發胖，因而不敢食用。事實上，恰恰相反，吃番薯不僅不會發胖，相反能夠減肥、健美，因為每100克鮮番薯中僅含0.2克脂肪，能產生420千焦熱量，是很好的低脂肪、低熱量食品，同時又能有效地阻止糖類變為脂肪，因而對減肥是非常有利的。

腸胃病患者吃番薯時應注意：

1.一定要蒸熟、煮透，不宜過量食用，患濕阻脾胃、氣滯食積的患者應慎食。

2.番薯會刺激胃產酸，所以胃潰瘍及胃酸過多的患者不宜食用。

3.爛番薯和發芽的番薯有毒，不可食用。

4.番薯等根莖類蔬菜富含澱粉，可以加工成粉條食用，但製作過程中會加明礬，若過多食用會造成慢性中毒，甚至導致癌症。

5.吃番薯時儘量和米麵搭配著吃，並配以其他副食。

小米，養胃佳品

小米就是我們常說的粟米，其生命力在眾多的糧食作物中是居前列的。儲存一年以上的小米被稱為陳小米，是中醫的一味良藥。中醫認為，小米味甘、鹹、性涼，入腎、脾、胃經，具有健脾和胃、補益虛損、和中益腎、除熱、解毒之功效。主治脾胃虛熱、反胃嘔吐、消渴、泄瀉等。因此，小米粥可「益丹田，補虛損，開腸胃」。

小米也是補益佳品。從古至今，女性生完孩子大多都要喝小米粥，這是因為小米粥有著極好的補益作用。而老中醫說的「糜粥自養」，指的就是小米粥。所以在五穀雜糧中，有的中醫認為，小米是最具生命力的。

有一點要注意，在熬小米粥時，千萬別把上面那層粥油撇掉。粥油就是上面那層皮，是小米最精華的部分，主要作用是益氣健脾。小孩脾胃生發力最弱，常常會腹瀉，喝了粥油以後，很快就會好轉。不過，小米雖好，也要警惕加色素的小米。據報導：陳米、黴米經過添加色素後就可改頭換面，由原本的灰白色變成了豔黃色，由陳米變成「新米」。從外觀上看，這些問題小米並無異常，顆粒均勻，色澤鮮豔。但如果把小米放在水裡淘洗後，就露出本來面目，盆裡的水很快成了黃湯，而小米則由豔黃色變成灰白色。長期食用這種加合成色素的小米，會對人體造成過敏反應，繼而會致瀉，並可能致癌。因此，購買小米時一定要仔細辨別。

另外，和吃新鮮的蔬菜水果一樣，我們也要選擇吃新鮮的小米。因為新鮮的五穀雜糧才具有最旺盛的生命力，其營養成分也最豐富。與新鮮小米相比，陳小米的營養成分已大大減少，但比較適合那些脾胃虛弱的人。因此，健康人應儘量食用新鮮的小米。

扁豆、豇豆，養胃好幫手

扁豆味甘、性溫，營養成分高。它含有大量蛋白質、脂肪、鈣、纖維素等，尤其是B族維生素的含量特別豐富，適宜夏秋季節食用，對於治療脾胃虛弱引起的飲食減少、腹瀉、嘔吐以及夏日暑熱頭痛、噁心、煩躁等症狀很有療效。

豇豆又名豆角，含有豐富的蛋白質和B族維生素、維生素C，而被稱為蔬菜中的肉類。豆角健脾和胃，能消除胸膈脹滿（胸膈脹滿會引起打嗝），防治嘔吐、腹瀉、急性腸胃炎。

有些人在食用這些豆類食物後會產生腸道排氣（俗稱放屁）的情況，這是因豆類浸泡時間不夠所致。在食用豆類前，一定要將這些豆子充分浸泡或是焯一下。豆類都含有植物凝集素和容易引發溶血症的皂素，所以一定要煮熟後食用，以避免出現頭痛、頭昏、噁心、嘔吐等中毒反應。

糯米，胃部健康好伴侶

糯米性溫味甘，入脾腎肺經，從古至今一直被用作補中益氣、止瀉、健脾養胃、止汗生津、安神益心的良方。夏天飲食講究調理脾胃，吃點糯米非常有好處。

糯米對腸胃的功效包括：

1.對中氣虛、脾胃弱及腹瀉患者具有很好的補益作用。

2.對脾胃虛弱、體疲乏力、多汗、嘔吐、痔瘡、產後痢疾等症狀有舒緩作用。

3.對體虛產生的盜汗、血虛、頭昏眼花等有改善作用，還能補益肌體、供給體力。

4.若將糯米煮成粥，給神經衰弱及病後、產後的人食用，可達到滋補營養、養胃氣的功效。如與山藥熬粥，可強健脾胃；蓮子和糯米熬粥，可溫中止瀉；糯米與豬肚同煮，可治食欲不振。

腸胃病患者食用糯米需要注意：

1.糯米不易消化，因而老人、兒童不宜多吃。

2.糯米有收斂作用，如吃糯米導致便秘，可喝點蘿蔔湯化解。

3.胃潰瘍患者要慎食糯米，因為其黏性比較大，入胃後不容易消化，從胃中排空的時間延長，滯留在胃內，從而刺激胃壁細胞及胃幽門細胞，促進胃酸分泌增加。因此，潰瘍病患者進食糯米製作的各種食品時，往往會使疼痛加重，甚至會誘發胃穿孔、胃出血等嚴重的併發症。

蓮藕，滋養脾胃的靈根

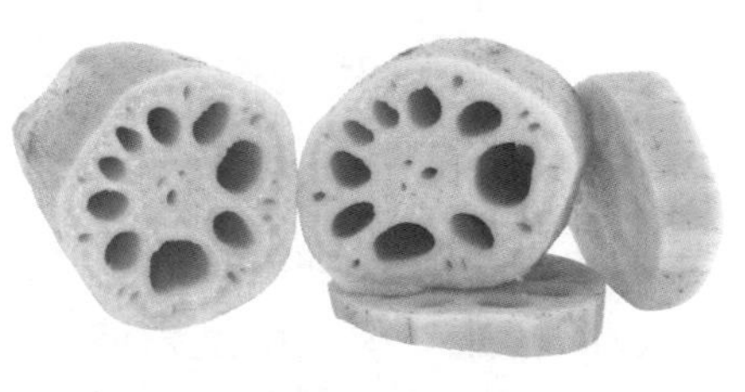

中醫認為，生藕可以消瘀涼血、清煩熱、止嘔渴，女性產後雖忌食生冷，但唯獨不忌藕，就是因為藕有很好的消瘀作用。但生藕性寒，甘涼入胃，對脾胃虛弱的老年人來說，也許會有一定的刺激作用。

要想讓藕有養胃滋陰、健脾益氣的作用，就一定要把它煮熟。因為藕熟了以後，其性由涼變溫，雖然其消瘀、清熱的性能有所減退，卻對脾胃有益，有養胃滋陰、益血、止瀉的功效。尤其是用藕加工製成的藕粉，更是老年人不可多得的食補佳品，既營養豐富，又易於消化，有養血、止血、調中開胃之功效。秋令時節是鮮藕上市之時，民間早有「新采嫩藕勝太醫」之說。對於脾胃虛弱的中老年人來說，秋藕更是補養脾胃的好食物。

自製藕粉方法很簡單：將藕洗淨晾乾，連皮切成薄片，為了加快乾燥速度，可先放在籠上蒸5～6分鐘；然後，把藕片平鋪在乾淨的紗布上曬乾，等曬乾、曬透後，放入研缽中搗成粉末即可。

吃早餐時，用開水沖上一小碗晶瑩剔透的藕粉，淡淡的藕香特別有助於中老年人開胃。從營養的角度來看，不僅能保證攝取到充足的碳水化合物，同時還有一些蛋白質、維生素C和膳食纖維，礦物質的含量也很豐富。如果你每天早晨都喝粥的話，不妨偶爾換換口味，來點藕粉，喜歡吃甜的可以適當加點蜂蜜或紅糖。用藕粉做下午的點心也是不錯的選擇。

番茄，健康助消化

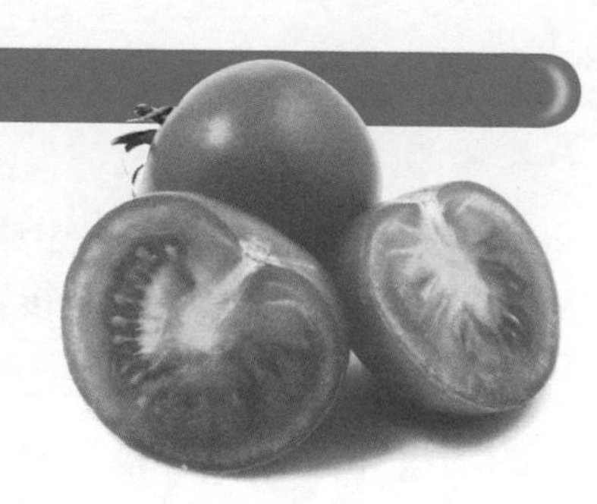

番茄性平，味甘、酸。具有生津止渴、健胃消食、清熱解毒的功效。現代研究表明，番茄中的煙酸既可保護人體皮膚健康，又能促進胃液正常分泌和紅血球生成，適用於萎縮性胃炎、口乾口渴、食欲不振等病症。番茄中的纖維素可促進胃腸蠕動，促進膽固醇從消化道排出體外，因而具有通便的作用。

番茄可預防腸胃病，如胃酸分泌過少、食欲不振，飯後可吃番茄或飲番茄汁，這樣能幫助消化，補充胃酸的不足。它還含有大量的抗氧化營養素，如維生素A、維生素C、β胡蘿蔔素及茄紅素等，對健康都很有益。

南瓜，提高胃動力

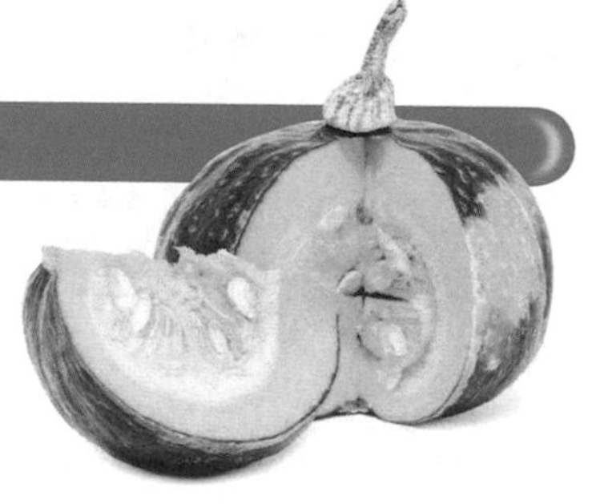

南瓜又名麥瓜、番瓜、倭瓜、金冬瓜，為葫蘆科植物南瓜的果實。南瓜性甘溫，能補中益氣、利水解毒、殺蟲，對脾胃虛弱、少食、腹脹者，具有輔助治療效果。南瓜的營養價值主要表現在它含有較豐富的維生素，其中含量較高的有胡蘿蔔素、維生素B_2、維生素C及礦物質；另外還含有必需的8種氨基酸和兒童必需的組氨酸，以及可溶性纖維、葉黃素和磷、鉀、鈣、鎂、鋅、矽等微量元素，還含有一定量的鐵和磷。這些物質對維護機體的生理功能有重要作用。近代營養學和醫學表明，多食南瓜可有效提高胃動力，增強人體免疫能力，宜常食。

芹菜，健康降壓

芹菜為傘形科草本植物旱芹的莖葉。它味辛、甘，性涼，能清熱平肝，有健胃、降壓等功效。主要含黃酮類、揮發油、甘露醇、環己六醇、維生素及煙酸等。芹菜還含有蛋白質、碳水化合物、脂肪、維生素及礦物質，其中磷和鈣的含量較高。同時芹菜還含有揮發性的芹菜油，食之滿口清香，能促進食欲。芹菜營養豐富，藥用價值高。據現代科學化驗，芹菜含有芫荽（即芫茜）苷、甘露醇、揮發油等人體不可缺少的物質，有促進魚、肉消化的作用，可治療胃病。

山藥，健脾養胃的妙藥

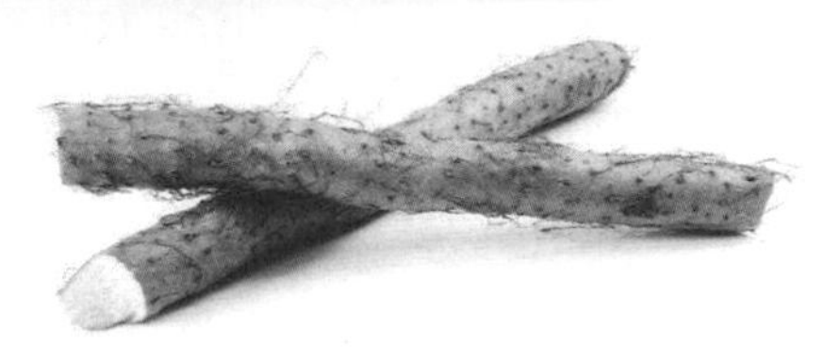

山藥，土褐色的外皮，外形呈較細的圓柱狀，肉白而堅，咀嚼時口感微酸、發黏。據古籍記載，多食山藥有「聰耳明目」、「不饑延年」的功能，對人體健康非常有益。山藥味甘、性平，入脾經、肺經、腎經，雖貌不驚人，卻為中醫上品之藥。

生山藥有補脾養胃、生津益肺、補腎澀精的功效，常用於脾虛食少、久瀉不止、肺虛咳喘、腎虛遺精、帶下、尿頻等症；炒山藥能補脾健胃，常用於脾虛食少、泄瀉便溏等症。簡而言之，就是補陰宜用生山藥，健脾止瀉宜用炒山藥。

明代李時珍指出：山藥「益腎氣，健脾胃」。《景嶽全書》亦載：「山藥，能健脾補虛，滋精固腎，治諸虛百損，療五勞七傷。」山藥營養豐富，有健脾補肺、益腎固精的功效。廣泛用於產婦、老人和病癒康復期的人群，屬於溫和的滋補食物，是歷代醫家推崇的重要藥材。近年的研究發現，山藥最富營養的成分在它的黏液中，構成這種黏液的主要成分是甘露聚糖和黏蛋白（糖蛋白的一種）。甘露聚糖是一種能溶解於水的半纖維素，可吸水膨脹80～100倍，吃了以後在胃中體積變大，容易產生飽腹感；黏蛋白可降低血液膽固醇，預防心血管系統的脂質沉積，有利於防止動脈硬化。山藥對於糖尿病有輔助療效，除了易產生飽腹感，有利於控制食量外，甘露聚糖還有改善糖代謝、提高胰島素敏感性的功用。

山藥皮中所含的皂角素或黏液裡的植物鹼，少數人接觸後會引起過敏而發癢，所以處理山藥時應避免直接接觸。另外，在食用山藥時，應注意幾點：山藥不可與鹼性藥物同服；新鮮山藥切開時會有黏液，極易滑刀傷手，可以先用清水加少許醋洗，這樣可減少黏液；山藥質地細膩，味道香甜，好的山藥外皮無傷，斷層雪白，黏液多，水分少。皮可鮮炒，或曬乾煎湯、煮粥；去皮食用，可避免產生麻、刺等異常口感；山藥切片後需立即浸泡在鹽水中，以防止氧化發黑；山藥鮮品多用於虛勞咳嗽及消渴病，炒熟食用可治脾胃、腎氣虧虛。

馬鈴薯，防胃病的天然食品

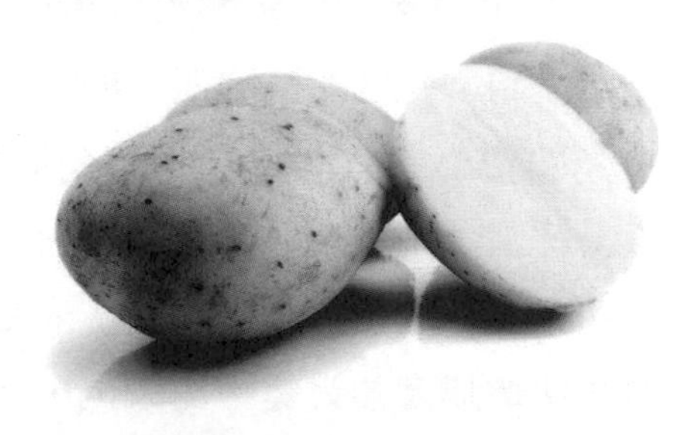

馬鈴薯既是蔬菜，也是糧食，它不僅富含蛋白質，且維生素的含量也是糧食作物中比較高的，所含維生素C、維生素B_1和維生素B_2比蘋果高得多，鈣、磷、鎂、鉀的含量也很高，尤其是鉀的含量，可說在蔬菜裡排第一位。人體必需但自身不能合成的8種必需氨基酸它都有，且含有大量的優質纖維素，能預防便秘等腸胃疾病。

但綠皮馬鈴薯吃不得，主要是因為綠皮馬鈴薯的生物鹼毒性大大高於成熟黃皮的馬鈴薯，做熟食用後會造成噁心、嘔吐、頭暈等食物中毒狀態，甚至可能有生命危險。馬鈴薯生芽的芽眼窩部分含有微量生物鹼毒素，發芽的馬鈴薯不要吃。

馬鈴薯高溫加熱後，特別容易形成丙烯醯胺類有毒物質，所以不宜食用薯片、薯條等油炸馬鈴薯製品。

胡蘿蔔，增強胃的抵抗力

胡蘿蔔是一種家常蔬菜，營養豐富，含有大量胡蘿蔔素、維生素C、蛋白質、礦物質和揮發油等。中醫認為，胡蘿蔔性平、味甘，有健脾和胃的功效，適於胃腸不適症患者食用。這主要得益於胡蘿蔔含有豐富的胡蘿蔔素，胡蘿蔔素能增強胃壁細胞活力，維持胃黏膜層的完整，達到增強胃部抵抗力，預防胃炎、胃潰瘍等症的目的。

脾胃氣虛者，可取胡蘿蔔適量，與魚、豬瘦肉、紅棗、陳皮同燉。經常喝這道湯，可有效改善脾胃氣虛症狀，增強胃部抵抗力。胡蘿蔔分為紅、黃兩色，以黃色的營養價值更高。可以用炒、燒、涼拌等方法讓胡蘿蔔入菜。烹調過程中，加醋會導致胡蘿蔔素流失，應儘量少用或不用醋。同時，一次性攝入大量胡蘿蔔素會令皮膚色素產生變化，因此應適量食用胡蘿蔔。

猴頭菇，預防胃癌

猴頭菇含有豐富的不飽和脂肪酸、多糖體、氨基酸、多肽類及脂肪物質，有健胃、幫助消化的功效，可用於輔助治療胃炎、胃潰瘍等症。

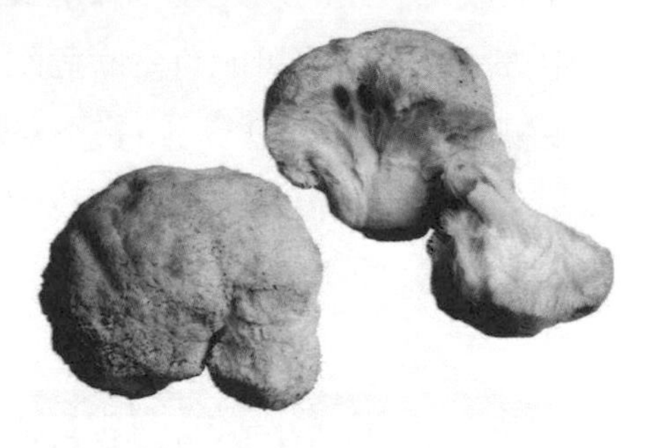

營養學家認為，猴頭菇可有效提高胃部免疫力，增強胃部抵抗病菌的能力。猴頭菇中所含的多糖體和氨基酸可增強胃消化食物的能力；而其中所含的多糖體和多肽類能有效抑制胃部致癌細胞中的遺傳物質合成，產生預防胃癌的作用。

猴頭菇味道鮮美，適宜與雞肉一起煲湯，有增強補益的作用；也可跟豬肝一起煮湯，養胃效果很顯著。猴頭菇需煮至軟爛，才能使人體充分吸收其營養成分。需要注意的是，黴爛變質的猴頭菇容易導致人體中毒，不宜食用。

螺旋藻，胃腸的保健食品

螺旋藻對腸胃的保健作用包括：

1.富含胱氨酸、葉綠素等，對潰瘍，特別是對消化器官潰瘍的治療與預防很有效。

2.富含螺旋藻多糖，對輻射損傷和改善放療、化療引起的副作用具有很好的效果，因此是腫瘤患者的食療佳品。

3.富含藻藍蛋白，能夠提高淋巴細胞活性，增強人體免疫力，因此對胃腸疾病患者康復具有特殊意義。

4.富含葉綠素，對促進人體消化、中和血液中的毒素、改善過敏體質、消除內臟炎症等都有積極作用。

5.含有大量的γ亞麻酸，是健腦益智、調節血壓、降低膽固醇的理想物質。

要如何使用螺旋藻粉呢？可以用螺旋藻粉做湯、麵包、沙拉等，味道很不錯。但需要注意的是，和許多天然食物一樣，螺旋藻加熱後其豐富的營養成分很容易遭到破壞，因此製作食品時要盡可能少加熱。

還可將螺旋藻粉加入果汁、菜汁等，食用量可從少到多，逐漸適應。螺旋藻飲料每天喝1～2次（正餐之間）便能及時提供能量和營養，沒有必要過多地飲用。

香菇，降低胃癌機率

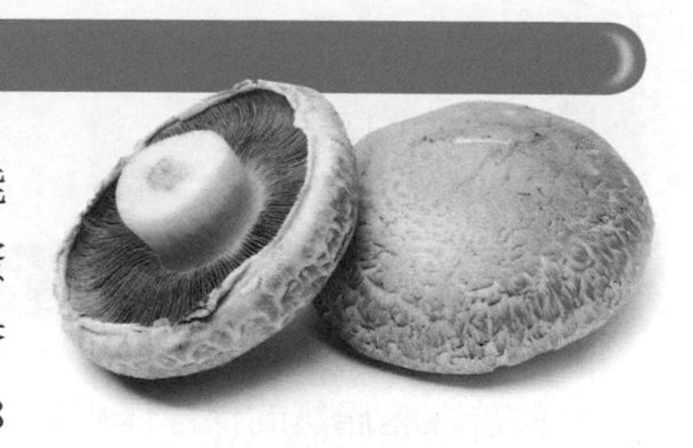

香菇引氣健脾，和胃益氣，能開胃助食，是一種營養豐富、高蛋白、低脂肪的健身食品。每百克香菇乾品中含蛋白質12.5克、脂肪1.8克、糖60克、維生素B_1 0.32毫克、維生素B_2 0.72毫克、尼克酸18.9毫克、鈣12.4毫克、磷141.5毫克、鐵25.3毫克和相當量的維生素B_{12}及麥角醇。

香菇能化痰理氣，益胃和中，主治食欲不振、身體虛弱。此外，它可以提高人體免疫功能和殺菌功能。香菇的提取物對體內過氧化物有清除作用，可以抗衰老。香菇中的多糖體成分能使人體內的抗癌免疫細胞活力提高，產生具抗癌作用的干擾素，大大降低了胃癌的發病機率。

蘋果，健胃又通便

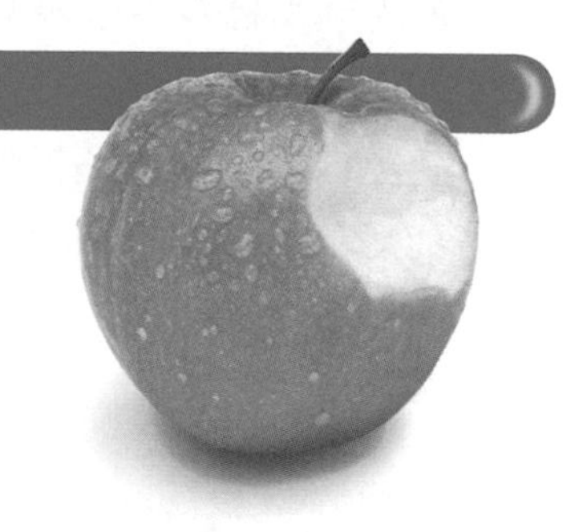

蘋果，又稱智慧果、記憶果等，是有益於胃腸的佳果。它味甜而帶酸，中醫學理論認為，酸甘能夠化生陰津，可見吃蘋果有生津的效用。蘋果性較平和，味香誘人，因此能開胃。慢性胃炎胃中脹氣不舒、口中發乾、舌紅少津者，可於飯後吃點蘋果。有些人胃腸功能紊亂，大便不正常，有時稀爛，有時艱澀不暢，如果每天吃點蘋果，會收到意想不到的效果。這是因為蘋果既能止瀉又能通便。

據分析，蘋果之所以具有止瀉、通便雙重作用，是由於它含有豐富的纖維素、鞣酸、果酸等物質。纖維素可促進腸的蠕動，從而使大便暢通。對便秘者來說，蘋果的有機酸成分能刺激腸壁、增進腸蠕動，故可祛除便秘的痛苦。而蘋果中的鞣酸、果酸等成分，能抑制腸道不正常的活動，從而起到止瀉的作用。

荸薺，很好的消積食品

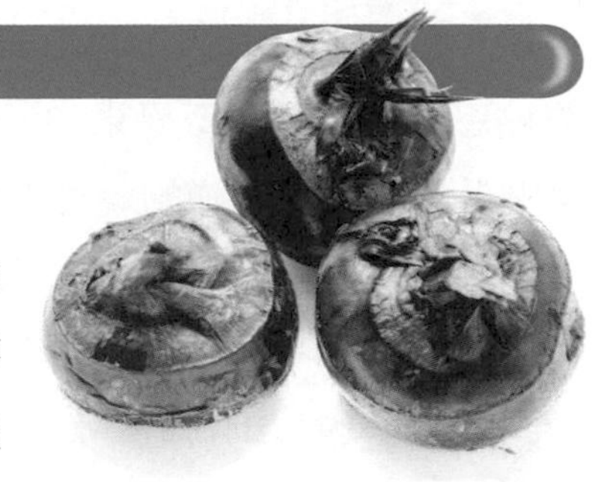

荸薺，又叫馬蹄、紅慈姑、烏芋、地栗，由於它多津而爽口，人們多將它當作水果生吃。但應當指出的是，荸薺長在水田中，常受薑片蟲侵染，生吃後會使薑片蟲幼蟲進入體內，寄居在腸內，攝取營養，並會引起腸黏膜炎症，這對健康十分有害。因此，荸薺應煮熟後剝皮食用，如要生吃，應注意刷洗乾淨，最好用沸水燙過後去皮再吃。

荸薺對胃腸的保健作用具體表現在兩個方面：一能生津養胃；二有很好的消積作用，能治消化不良。腸胃病症表現為胃部隱痛、灼熱不適、嘈雜似饑、大便乾澀、口乾咽燥、口舌糜爛、手足心熱者，屬於胃陰不足，可取荸薺洗淨、去皮，搗爛後絞汁飲服。腸胃病症表現為胃中飽脹、納呆少食、噯腐反酸、大便不暢、吐瀉物酸臭難聞者，多兼積滯，宜多吃荸薺，以煮熟食用為好。

奇異果，和胃降逆

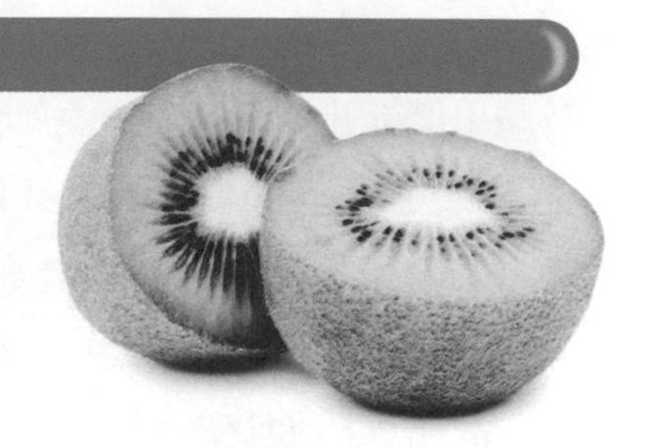

近年來，有關奇異果能抗癌的研究成果引起了人們的關注。研究表明，奇異果是亞硝基化合物的有效阻斷劑，能有效阻止亞硝酸鹽在體內形成亞硝胺，從而發揮抗癌作用。這對預防胃癌意義重大。嚴重胃病如慢性萎縮性胃炎伴腸化生者，有癌變的可能，因此，吃點奇異果大有益處。食欲不振、消化不良的人，可取奇異果100克，去皮食用，或加水煮食。胃癌患者，可取鮮奇異果100～200克絞汁飲服，或加水煎濃汁喝下。有嘔吐、噁心或呃逆的，可加生薑汁數滴，攪和喝下。

奇異果味甘酸，性寒，入脾胃經，主要作用是和胃降逆、止渴、抗癌。其主要成分為糖、維生素、有機酸、色素、蛋白質、類脂、硫胺素、硫、磷、鈉、鉀、鎂、鈣、鐵及胡蘿蔔素等，其藥理作用除能抗癌外，還可降低膽固醇和三酯甘油。

桑葚，養胃有奇效

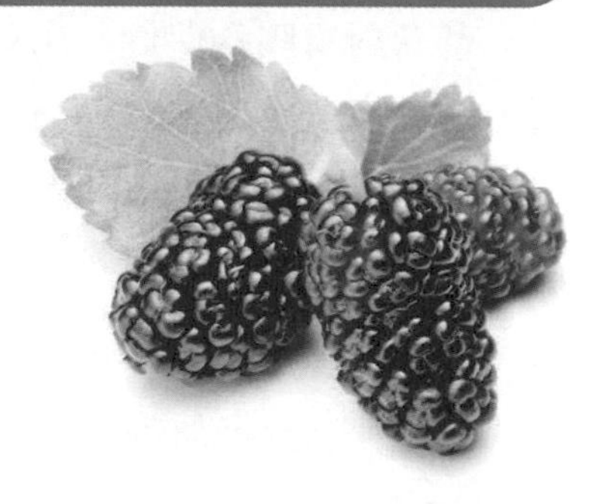

桑葚性味甘酸、微寒，具有滋陰除燥、美容養顏的功效，可補腎養胃、潤腸通便。因此，早在二千多年前，桑葚就已成為御用補品。到了現代，醫學研究發現，桑葚含有蛋白質、多種氨基酸、葡萄糖、果糖、胡蘿蔔素、纖維素等營養成分。適量食用桑葚能刺激胃黏膜、促進胃液分泌、增強胃腸蠕動、增進胃動力，因此被列為養胃食品之一。

食用桑葚的方法很簡單。可直接洗淨食用，也可將桑葚粒或桑葚汁調入煮好的米粥、麥片粥等白味粥裡食用。桑葚中的鞣酸會阻礙鐵和鈣的吸收，所以不宜多食。

柳丁，可以防胃癌

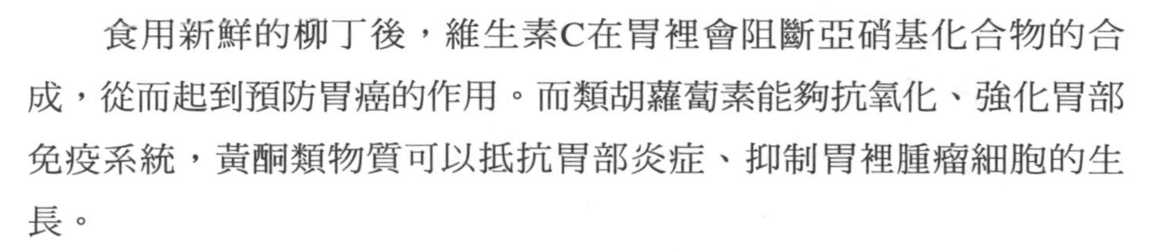

柳丁屬於柑橘類水果，含有極高的維生素C和多種植物化學物質、黃酮類物質、類胡蘿蔔素等。病理研究學發現，吃新鮮的柳丁可幫助人體預防胃癌。

食用新鮮的柳丁後，維生素C在胃裡會阻斷亞硝基化合物的合成，從而起到預防胃癌的作用。而類胡蘿蔔素能夠抗氧化、強化胃部免疫系統，黃酮類物質可以抵抗胃部炎症、抑制胃裡腫瘤細胞的生長。

但不宜空腹吃柳丁，空腹狀態下食用大量柳丁會刺激胃，引起胃部不適。柳丁也不宜多食，每日一個即可。食用過多的柳丁容易使皮膚發黃，患上「橘皮病」。有些人會覺得吃新鮮的柳丁太麻煩，而選擇橙汁飲料，其實，這種做法並不可取。柳丁在加工成橙汁的過程中，果膠和膳食纖維幾乎消失殆盡，維生素C、黃酮類物質、類胡蘿蔔素等的含量也會大大降低。

牛肉，養胃的「肉中驕子」

中醫認為，牛肉有補中益氣、滋養脾胃、強健筋骨、化痰熄風、止渴止涎的功效，適用於中氣下陷、氣短體虛、筋骨酸軟、貧血久病以及面黃肌瘦的人。《本草綱目》中記載牛肉能「安中益氣、養脾胃、補益腰腳、止消渴及唾涎」。

牛肉含有豐富的蛋白質，其氨基酸組成比豬肉更接近人體需要，所以能夠提高機體抗病能力，對青少年生長發育及患者手術後、病後調養特別適宜。牛肉加紅棗燉服，有助於肌肉生長，並具有促進傷口癒合的功效。

現代醫學研究認為，牛肉屬於紅肉，含有一種惡臭乙醛，容易誘發腸癌，尤其是結腸癌，所以食之不宜太多，一般1周吃1次即可。另外，牛肉脂肪更應少食為妙，否則容易增加體內膽固醇和脂肪的積累。牛肉受風吹後容易變黑，進而變質，所以要注意保存。

牛肉有多種烹調方法，尤以和馬鈴薯是絕配，滋養脾胃的功效可謂超強，並且做法簡單，吃起來也香濃可口，而且可在烹飪過程中加入不同食材。

雞蛋，保護胃黏膜

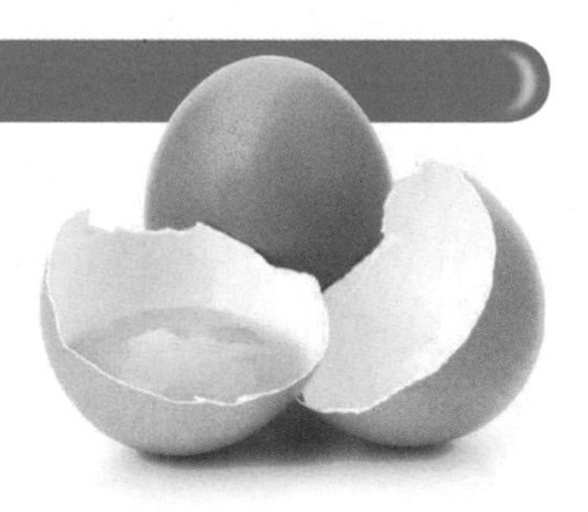

雞蛋中含有人體必需的蛋白質、脂肪、糖類（碳水化合物）、鈣、磷、鐵等多種營養成分，蛋黃還含有大量的磷脂，

這種磷脂可在胃黏膜表面形成很薄的疏水層，對胃黏膜具有很強的保護作用，能抵禦有害因數的損傷，使胃內攻擊因數和保護因數始終處於平衡狀態。

雞蛋的食用法很多，蛋花湯營養豐富，味道鮮美，屬於軟質流食，有益於胃的消化吸收，可減輕胃的負擔，適宜於腸胃病者調養食用。在烹調過程中，要注意既要煮熟，又不宜煮得過老。

雞蛋殼中含有大量鈣質，研成末服用，能制酸補鈣，對於胃酸過多者有較好的治療作用。

蜂蜜，養胃佳品

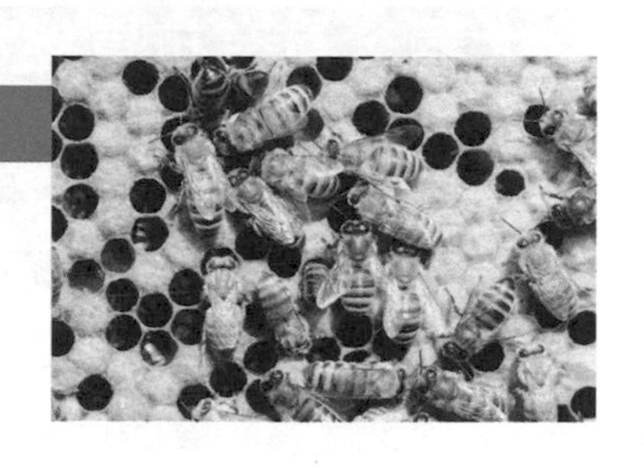

雖說蜂蜜營養豐富，對防治腸胃病有特殊效果，但食用蜂蜜時一定要多加注意，因為有的食物與蜂蜜相剋，同食的話很容易損害身體健康。例如，蜂蜜不宜與鯽魚一起食用，因為同食很容易導致食物中毒。

蜂蜜可促進食物消化，對於胃酸過多及胃炎、胃潰瘍有一定的治療作用，因而是腸胃病患者理想的保健食品。其他保健功效還包括：

1.**通便、防治便秘**：便秘患者可飲用油菜花蜜、茶花蜜和枇杷蜜等。

2.**潤肺止咳**：食用蜂蜜對止咳很有效果。

3.**養脾健胃**：對體弱多病的腸胃病患者，特別是脾胃虛弱者，有很好的輔助治療和保健作用。

4.解毒、止痛：食用蜂蜜可緩解食物中毒，治療胃腸潰瘍和肚腹疼痛。如果喝酒過多，臨睡前喝一匙蜂蜜可解酒、止頭痛。

5.護膚：蜂蜜是最理想的護膚品，它能供給皮膚養分，讓皮膚具有彈性，能殺滅或抑制附著在皮膚表面的細菌，還能消除皮膚的色素沉著，促進上皮組織再生。

至於蜂蜜的用量，成人和兒童每天分別可食用100克和30～50克，最好按不同的方式食用。

大蒜，具有抗胃癌作用

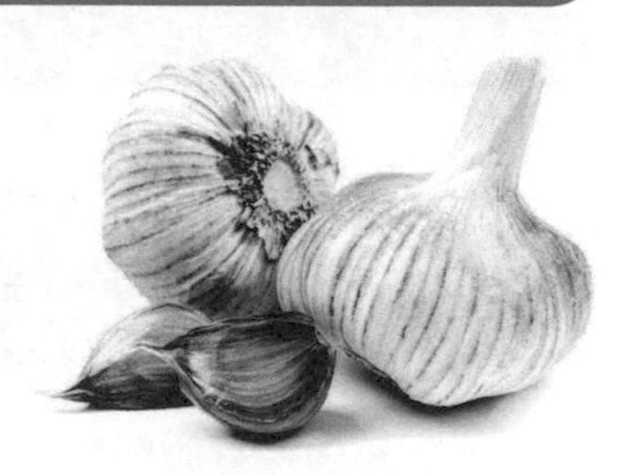

大蒜含硫揮發物43種、硫化亞磺酸酯類13種、氨基酸9種、肽類8種、苷類12種、酶類11種，且大蒜還含有一種獨特的蒜氨酸，當蒜氨酸進入血液時，便成為大蒜素，這種大蒜素即使稀釋10萬倍，仍能在瞬間殺死傷寒桿菌、痢疾桿菌、流感病毒等。經常食用大蒜，十分有益於腸胃健康。此外，大蒜還能消除疲勞，增強體力，促進新陳代謝，降血壓、降血糖。

大蒜還具有防癌和抗癌作用，主要是大蒜裡含有大蒜素、硒、鍺及維生素C，無論是在抑制腫瘤局部生長方面，還是防止腫瘤轉移方面，均有協同作用。在體外模擬胃液的條件下，大蒜汁能夠阻斷亞硝胺類致癌物在人體內的合成。在其100多種成分中，其中幾十種成分都有單獨的抗癌作用，其阻斷作用達81.22%。

大蒜中脂溶性揮發油等有效成分可啟動巨噬細胞的功能，增強免疫力，這對阻止癌細胞的擴散及提高機體的抗病能力都有重要作用。因此，常吃大蒜可預防胃癌、食道癌的發生，還有抑制肝癌細胞的作用。

生薑，解腥開胃

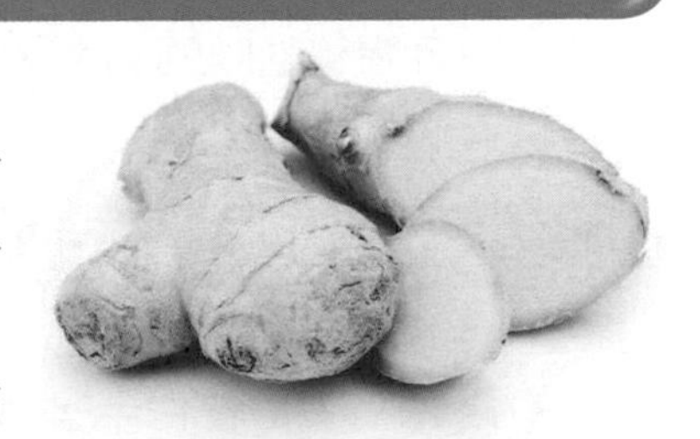

生薑，能發汗解表，溫中止嘔，溫肺止咳。主治胃寒嘔吐、外感風寒。生薑的汁液能刺激胃黏膜，振奮胃功能，增強胃的分泌功能和腸胃的蠕動，從而幫助消化。生薑中的某些成分含有明顯的止吐作用，還有健胃、止痛、發汗解熱的作用。

根據近年的研究，生薑還有抑制癌細胞活性、降低癌毒害作用的功能，長期食用生薑製品可大大降低胃癌的發病機率。

山楂，有助消化

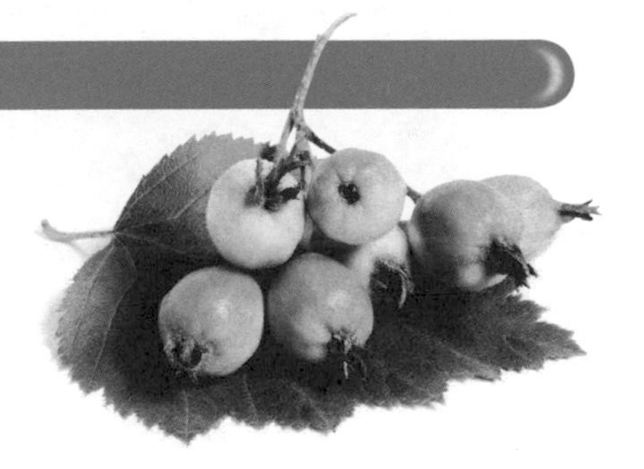

在古代，人們就發現山楂具有重要的藥用價值。現代醫學研究發現，山楂含有多種維生素、山楂酸、檸檬酸、蛋白質、糖和各種礦物質，它所含的胡蘿蔔素、維生素C和黃酮類物質，可減少自由基生成，增強胃部免疫力，抵抗胃癌。

飯後食用適量山楂，可刺激胃黏膜，增加胃酸分泌，幫助胃部進行消化。同時，山楂含有的解脂酶能有效促進脂肪類食物的消化，也可幫助減輕胃部負擔。值得注意的是，生山楂含有鞣酸，易在胃內和胃酸作用，生成「胃石」，引起胃潰瘍、胃穿孔等症，因此，山楂一定要煮熟後再吃，且不宜空腹食用。空腹狀態下食用山楂會刺激胃酸分泌，加重對胃黏膜的刺激，引起反酸、胃痛等症。

藿香，胃痙攣的剋星

中醫認為，藿香性辛，微溫，歸脾、胃、肺經，具有芳香化濁、開胃止嘔、發表解暑的功效。用於濕濁中阻、脘痞嘔吐、暑濕倦怠、胸悶不舒、寒濕閉阻、腹痛吐瀉、頭痛等症。

現代醫學研究證明，藿香中所含的揮發油能促進胃液分泌，增強消化力，有緩解胃腸痙攣的作用。由於藿香是熱性的，所以喝到胃裡就能感覺到熱乎乎的。而胃痙攣的病因是胃部突然受涼導致肌肉抽搐，就是胃部「感冒」了，所以暖胃的藿香正好是胃痙攣的剋星。

第四章

勤運動，科學鍛煉的養胃之道

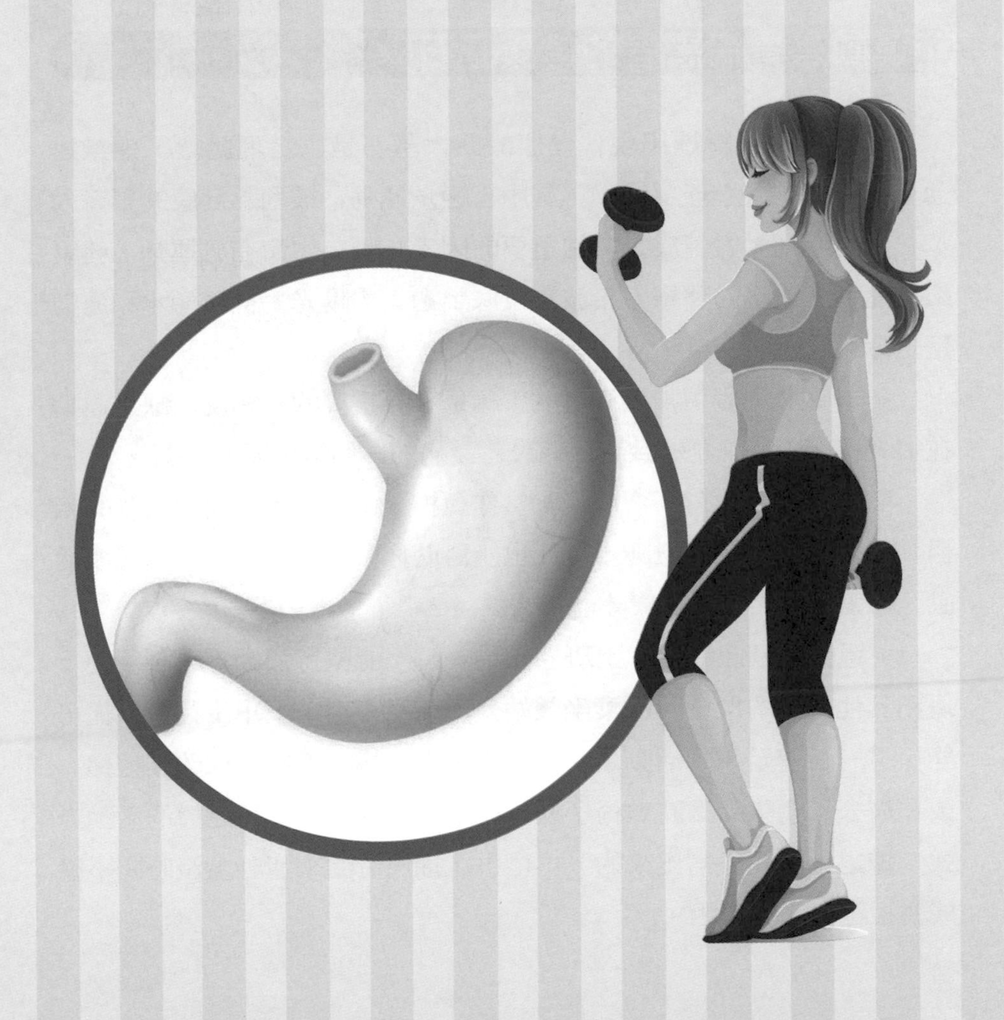

第一節 運動養胃，適量是原則

運動是胃病患者的健康基石

世界衛生組織提出現代健康的四大基石是「合理膳食、適量運動、戒煙限酒、心理平衡」，其中「適量運動」被列為健康的第二大基石，說明運動對健康是非常重要的因素，因為生命在於運動，健康來自運動。著名的醫學家希波克拉底說過：「陽光、空氣、水和運動是生命和健康的源泉。」

適量運動對腸胃疾病患者的康復是十分重要的，相反，缺乏運動在很大程度上來說是導致胃腸病患者發病的一個很重要的原因。

養成習慣後，就不會將運動當作負擔。由於可選擇自己喜愛的項目，就會將運動當作樂趣，從而也能幫助你堅持鍛煉。只有養成多活動、勤鍛煉的習慣，健康才能持久受益。

1.運動可隨處進行：上班族如果一時不能堅持運動，可利用上下班和其他外出的機會，放棄坐幾站公車或私家車，下車步行，以盡可能保證一日有足夠的活動量。又比如，上下樓時不乘電梯改爬樓梯，或在辦公和會議間歇時做椅子操或徒手操，都是隨時可選擇的活動方式。總之，時間是擠出來的，再忙也能抽出時間來運動，沒時間不應成為拒絕運動的理由。

2.運動應該循序漸進：如果平常體力活動很少，開始運動時活動量不應該太大，每天進行15～20分鐘或2000步的活動量即可。當持續一段時間之後，就可逐漸增加運動的時間和強度。如果有一天感到在進行已習慣的活動吃力時，這可能是身體一時不適，也可能預示體內有潛在的疾患發作，切勿勉強堅持，可減慢運動速度或停止運動。如果這種不適持續，甚或有加重的趨勢，就應及時就醫。患有慢性疾病的人以及老人，在選擇運動項目和運動量時應聽從醫生的意見，即使是表面看起來很健康的人，也可能在運動時誘發一些隱藏的疾患發作。所以，平常少活動的人，運動初時一定要循序漸進。

3.選擇適合自己的項目：有些運動項目是不適合一些人的。比如，患有原發性高血壓、冠心病或癲癇的人，就不適合游泳。冬天經常可看到一些人進行冬泳，如果是老人，特別是血壓偏高者，冬泳便潛伏著危險。有些腿腳活動不便的老人，可能患有膝關節炎或骨質疏鬆症，就不應選擇登山或遠距離的快步行走。老人或患病的人，在活動或進行運動時，切忌用毅力堅持，否則若出現意外，就可能發生不該有的傷害。

消化不良多運動

消化不良是日常生活中常見的胃部不適症，它的主要症狀為胸悶、噯氣、上腹部疼痛、食欲不振。同時，消化不良還極易降低人的睡眠品質，影響人的正常休息。

對消化不良症狀除了採藥物治療外，還可選擇適合的運動進行輔助治療，如做以下運動：放鬆身體，雙腿分開，與肩同寬，站立，雙手輕緩自然地放在膝上，上身微微向前傾彎，然後深呼吸，在吐氣時緩慢收縮腹部的肌肉。做這項運動時不宜過度用力，只需輕緩地讓腹部呈現出凹陷狀即可。在保持腹部凹陷狀態時，不用刻意憋氣，只需在呼吸間順勢將肺部氣體排出即可。每日堅持練習，就能有效緩解消化不良症狀。

運動保胃有原則

運動對治療腸胃病可有一定效果，且一般的運動項目都簡便易行，不需要花過多的時間，是一種值得推廣的治療疾病、健體強身的方法。但是好方法也不能亂用，如果運用不當會起反作用，不僅達不到預期的效果，可能還會損害人體健康。所以，患者在選用運動方式治療疾病時也要掌握一定的原則。

1.安全第一：在採用運動作為健體防病的方法時，首先必須注意安全。如果不安全，運動不僅起不到健身的目的，還可能會有反作用，加重病情，或是引發其他新的病症，這就使得事與願違了。因此要提醒一些希望通過運動緩解胃痛的朋友，在選擇與確定運動方式之前，要對自己的身體狀況有一個較全面的瞭解，必要時還應該去醫院做相關的身體檢查，最好能在醫生的建議和指導下選擇運動項目，從而找到適合自己的運動，以達到治療疾病的目的。

2.持之以恆：不論什麼類型的疾病，即使用最快、最有效的治療方法，也不可能讓身體在幾小時內就恢複原來的狀態，而胃病本身就屬於治療起來比較緩慢的疾病，更是不能急的。有研究表明，停止經常做的運動一段時間後，機體的血糖調節能力就會下降；幾個月後心臟功能就會明顯降低。所以，進行預防疾病和延緩衰老的健身運動應該持之以恆。

每天堅持有規律的適量運動，對於改善消化系統可有很好的效果，因此選用運動療法來緩解胃痛、治療胃病，也必須做到持之以恆、堅持不斷，只有這樣才能有理想的效果。如果是三天打魚，兩天曬網，那是不會有任何效果的。

3.不要過度運動：身體素質相對較弱的人，在剛開始運動時要注意，如果開始時運動量過大，可能會超過人體的承受能力，這種透支人體功能的運動，不僅不能使身體通過運動得到加強，反而會因為過度疲勞而使身體受到傷害。反之，運動量太小，則可能根本達不到效果，對於強身健體也不會有任何作用。一般來說，運動量以運動後不感到疲勞為標準。

4.勞逸結合：做任何事情都講究勞逸結合，張弛有度，通過運動治療疾病也是如此。將運動和休息放鬆相結合，才能更好地促進腸胃的消化功能，保證胃腸健康。

養好胃須走出運動誤區

1.餓著肚子運動：很多人喜歡早晨起床或下班後立即運動，這樣餓著肚子做運動無異於開著一輛沒有油的坦克，要堅持是很困難的。你的身體需要能量來保證運轉，而一些健康小吃，如燕麥粥或香蕉，可以很容易就消化掉，並提供你接下來運動所需的額外能量。上午運動時尤其不能空腹，因為經過一夜的休息，你的胃已經空了，熱量已經消耗完了，所以需要給身體加些「燃料」。

2.邊看書邊運動：有些人常常一邊蹬腳踏車一邊翻看雜誌，覺得這樣能得到全面放鬆。實際上，一心不能二用，看雜誌就意味著你沒法同時關注你正在進行的運動。如果非要做點別的，好讓運動不那麼枯燥，可以聽聽音樂，因為它不像閱讀那樣需要集中注意力。

3.運動到大汗淋漓：許多人喜歡運動時出一身汗，似乎只有大汗淋漓才感覺到運動的效果。其實這起不到什麼效果，只會讓你運動過量，失去很多水分，從而導致抽筋、缺水和其他一些運動傷害。所以，運動中一旦出汗，應及時補充水分並適當調整強度，休息幾分鐘後再接續運動。

4.只選擇一種運動：很多人喜歡只做一種運動，如跑步或者騎腳踏車，認為只要長期堅持就能收到效果。其實，全面鍛煉需要幾種運動搭配進行。步行約1.6公里可以燃燒418.68焦耳，但在相同的20分鐘內，如果在器械上做負重運動，可以燃燒1256～1674焦耳。重量訓練可幫助保持肌肉形狀，延緩因年齡增長帶來的肌肉鬆弛，所以最好將有氧運動和負重訓練結合起來。跑步、打球、仰臥起坐、舉重等，都要嘗試一下。

5.急於求成：很多患者希望通過短時間的運動就能有明顯的效果，這是不切實際的。想通過運動達到康復的目的，必須樹立循序漸進的恆心，不要急於求成，否則運動過度容易發生傷害事故；也不要三天打魚，兩天曬網，因運動效果不明顯而失去信心。只要堅持循序漸進、持之以恆的運動，一定會取得滿意的健身效果。

6.不進行熱身訓練（準備活動）：運動前沒有進行熱身訓練，就等於在氧氣和血液還沒到達肌肉的時候就要求身體突然運動，這樣會增加身體受傷的機率。在心肺功能訓練中，其實是讓心率猛然提高，這也是非常危險的。因此在正式運動之前，應該花5～10分鐘做一些簡單的熱身動作，使身體內外都「熱」起來。

7.不進行緩和運動（整理運動）：運動健身結束時不宜戛然而止，緩和運動可以使肌肉疼痛的危險大大降低。原因是緩和運動可以對身體內的乳酸起到「沖刷」作用。因此，運動結束前最好依據個人身體狀況，花5～10分鐘做慢速簡單運動，讓心率慢慢恢復正常。

8.運動中不飲水：肌肉收縮需要水分，如果飲水不足就可能會導致肌肉痙攣或者疼痛。運動前、運動中及運動後都需要補充水分。如果你不屬於那種運動中電解質和鉀很容易喪失的體質，那麼就沒必要飲用功能飲料。對絕大多數人而言，白開水都是首選。

9.週末瘋狂訓練：如果你平時不運動，而每逢週末瘋狂運動兩天的話，那麼你的目標將永遠不能實現，而且每個週一都會感覺糟糕透頂，且這種方式只會導致你的胃腸更加糟糕。

有助消化功能的運動

有些人認為消化不良不是重大病症，因此不用加以治療。殊不知，這種看法是極其錯誤的。很多重症如胃潰瘍等疾病，都是因消化不良導致的。所以，一旦出現消化不良，及時調治是很重要的。有些運動可以幫助改善消化功能。

1.摩腹運動：患者仰臥在床上，雙手交叉疊放在肚臍處，手指指腹按順時針方向緩慢而均勻地按摩臍部，每次按摩30下，每天按摩2次。值得注意的是，飯後不宜立刻做此運動，以免影響胃腸道的消化與吸收。

2.呼吸運動：早晨醒後，不要急著起床，平躺在床上，雙腿併緊、伸直，雙手輕貼在胸腹部，採用腹式呼吸法，呼氣時腹部向下凹陷，吸氣時腹部向上鼓起。呼吸應緩慢、均勻。

3.轉腰運動：早上起床後，不要急著下床，雙腿跪坐於床上，背挺直，臀部稍稍向後翹起，雙手叉扶在腰部，由左向右慢慢轉動。轉約20次即可。

適量運動消胃脹

很多人偶爾都會出現胃痛、胃脹等胃部不適症狀，若對此不予重視，很容易埋下胃病隱患。健康專家認為，通過適當的運動可有效促進血液循環，提高胃蠕動功能，增強胃的抵抗力，從而減輕或預防胃部不適。下面就為大家介紹幾種預防胃部不適的運動。

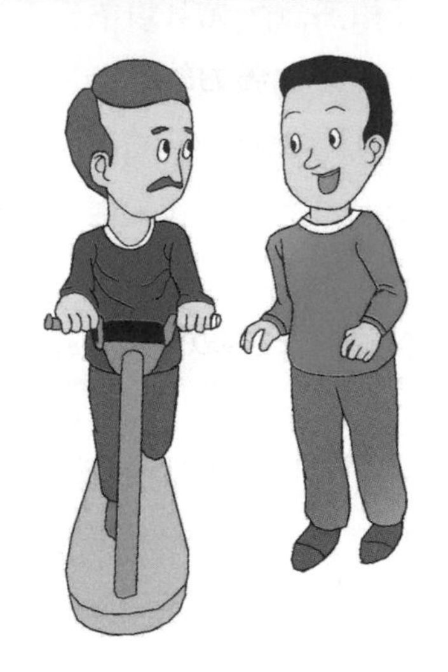

1.患者應跪在地板上，上半身保持直立，兩隻手呈自然下垂的姿勢。雙腿

從膝蓋到腳趾都要觸及地面，然後緩慢地坐下，使體重完全壓在腳踝上，再將雙手改放到膝蓋上。保持正常的呼吸，堅持半分鐘後，放鬆身體肌肉，將上半身前傾。重複做這個動作，可有效強化大腿肌肉，幫助消除胃脹氣、胃痙攣、腹瀉等症。

2.身體放鬆，前額貼地，俯臥在地板上。雙腿伸直，雙手彎曲，與肩膀平齊，掌心向下，手肘靠近身體。雙手支撐，抬起頭和胸部，這時雙腿仍然接觸地面，只是完全將胸腹展開，脫離地面。堅持這個姿勢10秒鐘，然後再反復做幾次即可。此法可幫助消除胃脹。

選擇正確的運動時間

運動生理學的常識告訴我們，因勢利導，按生物時鐘的規律來安排運動時間對健康更有利。早晨空氣新鮮，戶外活動可增強肌力，提高肺活量，尤其是對呼吸系統或患有呼吸道疾病的人大有好處；下午則是強化體力的好時間，肌肉的承受能力較其他時間高出50%，特別是黃昏時分，人體的運動能力達到最高峰，心跳頻率和血壓均有所上升；晚上適當運動有助於睡眠，但必須在睡前3～4個小時進行，且強度不宜過大。相對以上時間段來說，瞭解不宜運動的時間段對於健康同樣重要，說明如下。

1.進餐後：進餐後有較多的血液流向胃腸道，以幫助食物消化與吸收。此時運動會妨礙食物的消化，時間一長會招致疾病。

2.飲酒後：酒中的酒精很快被消化道吸入血液中，並進入腦、心、肝等器官，此時運動將加重這些器官的負擔。與餐後相比，酒後運動對人體產生的消極影響更嚴重。

把握好運動時機

俗話說「飯前不要鬧，飯後不要跳」，它告訴我們的是要注意飯前、飯後不要從事劇烈運動，吃飯和運動要有一定的時間間隔。運動時，大量的血液流到參與活動的肌肉中去，內臟器官諸如胃、腸等器官的血管都處於相對緊縮狀態，此時消化、吸收功能也處於抑制狀態，胃液分泌減小，消化能力減弱，使消化腺的分泌大大減少。運動後此種狀態不能立即改變，要休息一定的時間才能恢復正常，所以在劇烈運動後不能馬上進食。如果在劇烈運動後立即吃飯，就會影響消化吸收能力，長此以往會引起消化不良、食欲不振、慢性胃炎等身體不適症狀。一般來說，運動後要休息半小時甚至更長時間再進食比較合適。

同樣，在飯後進行劇烈的運動，可使正在參與胃腸部消化的血液又重新分配，流向肌肉等器官，從而影響胃腸的消化和吸收。即使是散步等有氧運動，也宜在適當靜坐或仰臥30分鐘以後再進行。

第二節 運動方式，合適的才是最好的

摩腹散步運動

摩腹散步養生法一般最好在飯後半小時進行，其運動要點是每走一步用雙手旋轉按摩腹部一周，正反方向交替進行；散步速度保持在每分鐘40～60步，每次5～10分鐘為宜。這種運動養生方法，對各種年齡的人皆適用，對於腸胃病患者及年齡較大的腦力勞動者來說則幫助更大。

散步時平穩而有節奏地加快、加深呼吸，既滿足了肌肉運動時對氧供給的需要，又給呼吸系統功能以鍛煉和提高，尤其是可使膈肌活動的幅度增加。摩腹有類似氣功的妙用，可增強消化腺的功能；腹壁肌肉的運動加強，對胃腸能起到按摩作用，有助於食物消化和吸收，也可防治便秘。

這種養生法對腦力勞動者尤其有益，因為輕快的步行可以緩和神經肌肉的緊張而收到鎮靜的效果。此外，散步還是打開智囊的「鑰匙」。走路能使身體逐漸發熱，加速血液循環，使大腦的供氧量得到增加，成為智力勞動的良好催化劑。血液循環加快產生的熱量可提高思維能力。整天伏案工作的腦力勞動者，到戶外有新鮮空氣處散步，可使原來十分緊張的大腦皮質細胞放鬆，使之得到休息，從而提高工作效率。

對於一些體質較差的人，尤其是患有胃下垂等疾病的人來說，飯後不宜散步，否則會增加胃的振動，加重胃的負擔，但可在飯後平臥10分鐘，然後輕揉腹部。

跑步，經濟又簡單的養胃方法

開始跑步時可採慢跑與走路交替的方法，從每日跑、走各幾十公尺，逐漸增加距離。如覺得累，可多走少跑；如跑後身輕，可多跑少走。在2～3個月內逐漸增加跑的距離，縮短走的距離。到每日慢跑800公尺持續一個月後，可改為慢跑與中速跑交替的變速跑，在2～4個月內逐漸增加中速跑的距離，直到完全用中速跑800公尺。

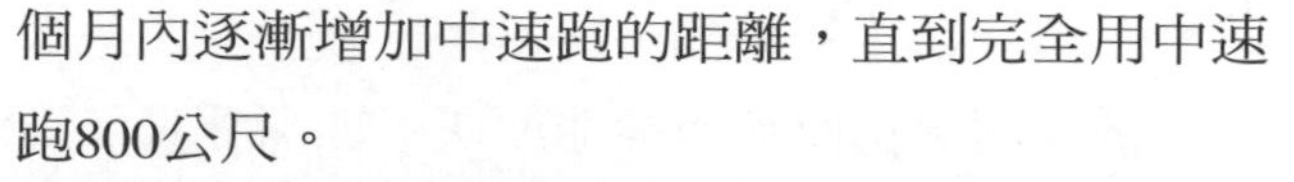

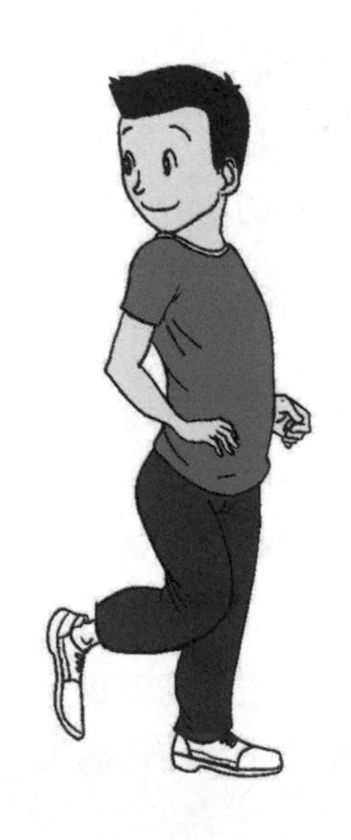

跑步時要穿富有彈性的跑鞋，跑動時全腳著地，以減輕對身體的衝力，還可防止骨關節、肌肉和韌帶的損傷；挺胸收腹，使肺泡得到充分擴張，增加肺活量，並可保持胸部、腰部形體健美；要根據各人具體情況量力而行，掌握好運動量，以微微出汗、不感到憋氣為宜。

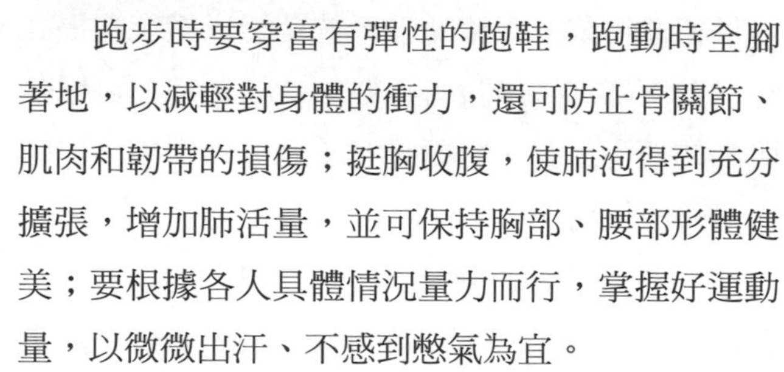

跑步比起散步，運動量要大得多，對身體各部分的影響也要大得多。跑步使肺泡有充分的活動，可有效防止肺組織彈性衰退。慢跑時吸入的氧氣量比靜坐時多8倍，堅持跑步可促進冠狀動脈的側支循環，明顯增加冠狀動脈的血流量，改善心肌的營養狀況，還可降低血中膽固醇，增加抗動脈硬化的高密度脂蛋白的含量，對預防動脈硬化有利。跑步還能減少因運動不足引起的肌肉萎縮，使身體健壯。

跑步對於調節胃腸功能，防治胃神經症、胃及十二指腸潰瘍、慢性胃炎、結腸炎等消化系統疾病，亦有良好效果，許多胃痛、腸梗阻、便秘、消化不良的胃腸病患者，通過跑步都收到了祛病健身的效果。

光腳走路健胃法

這是和散步相似的一種健胃養胃方法，不同的是患者需光著腳在鋪有鵝卵石的小徑上走路。這種方法能有效按摩患者的足底，促進全身尤其是胃部的健康。這是因為腳底有胃部對應反射區，對其進行按摩，能起到養胃健胃的作用。同時，腳底的湧泉穴是足少陰腎經的終點，對其進行按摩會對腎臟起到良好的刺激作用。

另外，如果將這種運動和倒行健身結合起來，則會對胃部健康起到更大的促進作用。這是因為倒走時需腰身挺直或略後仰，腹肌繃緊，這樣脊椎、腰背肌、腹肌都承受了比平時更大的重力和運動力，使脊椎、背肌和腹肌得到鍛煉，可調節氣血，促進胃腸蠕動和胃液分泌。

醫學研究發現，胃經會在腳趾的第二趾和第三趾之間通過，而對脾胃有輔助治療作用的內庭穴也在這一部位。

活動腳趾健胃療法

人在站立時若腳趾抓地很牢固，則說明此人腸胃功能很強。可見，對於胃功能較弱的人來說，經常鍛煉腳趾也能養胃健胃。

鍛煉腳趾的方法很簡單，既可以站立，也可以坐著活動腳趾。站立時會使腳部的經絡受到一定的壓力，在此基礎上，練習腳趾的抓地和放鬆對經脈會有鬆緊交替的刺激作用，從而增強腸胃功能。在坐著辦公、看書的時候，也能有意識地鍛煉腳趾。只要持之以恆，對胃病患者的腸胃功能恢復就會有較好的輔助治療作用。

另外，人的小腿上分佈著很多消化系統的穴位，因此，經常按摩小腿對消化器官也會有很明顯的效果，能有健脾養胃的作用。需要注意的是，在活動腳趾時力度不宜過大，以能夠承受、且活動時感覺舒服為宜；兒童還處於成長發育之中，其穴位也和成人略有不同，故不宜選擇此種方法來健脾養胃。

甩甩手，養胃運動很簡單

甩手是一種十分簡易的鍛煉方法，對於胃腸病患者、體弱者特別適宜。它有利於活躍人體生理功能，能行氣活血，疏通經絡，從而增強體質，提高機體抗病能力。甩手能防病強身，治療慢性疾病，如咳嗽、胃腸慢性病、眩暈、失眠等。甩手方法及注意點如下所述。

1.站立姿勢：雙腿站直，全身肌肉儘量放鬆，兩肩兩臂自然下垂，雙腳分開與肩同寬，雙肩放鬆，掌心向內，眼平視前方。

2.擺臂動作：按上述姿勢站立，全身平靜1～2分鐘後，雙臂開始前擺（勿向上甩），以拇指不超過臍部為度（即與身體成45°，返回來，以小指外緣不超過臀部為限），如此來回擺動。

甩手要根據自己的體力，掌握次數和速度，由少到多，循序漸進，使身體逐漸適應，才能達到鍛煉的目的。甩手時要全身放鬆，特別是肩、臂、手部，以利氣血通暢。要以腰腿帶動甩手，不能只甩兩臂，動腰才能增強內臟器官的功能。甩手時自然呼吸，以腹式呼吸效果更好，唾液多時嚥下。煩躁、生氣、饑餓或飽食時禁止鍛煉。甩手後保持站立姿勢1～2分鐘，做些放鬆活動即可。

鼓腮運動助消化

所謂「鼓腮」，就是「口漱」，即空口反復鼓動兩側腮部。這個動作可以製造更多唾液，因此會頻繁吞嚥口水，使重碳酸鹽的水準增加，有助於降低酸性，緩解消化不良造成的不適。

口漱除了可引起重碳酸鹽水平增加之外，唾液中還含有大量的澱粉酶以及來自於頜下腺的表皮生長因數等。澱粉酶專門用於消化澱粉，將其轉化為更小分子的單糖（如葡萄糖）和寡糖（如蔗糖）。因而，增加唾液就等於增強了消化能力。

我們常常看到，自然界中的動物受傷後，往往會用舌頭舔自己的傷口，讓唾液遍及創口，這樣可以殺菌，加速創口的癒合。這是因為唾液中的表皮生長因數是一種能刺激、加速表皮細胞生長的蛋白質，它對創口能起到修復的作用。同樣，我們食道上皮及胃的黏膜在日常消化食物的過程中難免會有損傷，鼓腮動作所產生的大量唾液，有助於修復胃部受損的黏膜。

叩齒，叩出津液保健康

叩齒，即上下齒相互叩擊，可先有重點地叩擊兩側臼齒36～72次，再叩門牙36～72次。叩齒時，要排除雜念，思想放鬆，有節奏地進行。叩齒過程中會有津液生成，可鼓漱幾下後嚥下。為了使口中唾液分泌增多，可採用攪舌的辦法，即用舌頭攪動口腔，在牙齒的外上、外下、裡上、裡下，依次輕輕攪動，反復多次攪之，使口中津液逐漸增多，以至滿口。先鼓漱十餘下，然後分數次嚥下。叩齒鍛煉能堅固牙齒，增強咀嚼功能，這對於胃腸病患者是十分有利的。

生理學知識告訴我們，唾液來自唾液腺。人有三對大唾液腺，即腮腺、頜下腺和舌下腺，分佈在口腔壁及舌下，每對唾液腺還有導管與口腔通連。此外，在口腔的黏膜和舌頭的表面，還生有無數的小唾液腺。口腔中的各腺體含有漿液細胞和黏液細胞，在神經的支配下，能夠分泌大量的唾液。也就是說，採取叩齒、攪舌等方法，能使唾液的分泌增多，從而有利於胃腸保健。

劃圓轉腰養胃法

這種方法對胃病養護的效果較佳。具體做法是：兩腳分開，與肩同寬，兩腿微曲，左手放在胸前不遠處，掌心向下，右手伸到左手下面，掌心向上，兩手之間像是夾著一本書一樣，在兩手的帶動下，患者轉動腰及以上部位，兩腿不動。

需要注意的是，在劃圓的時候患者不僅可以平行地去劃，還可以在兩手的帶動下，按上下左右做不規則的運動，以更好地帶動腰腹部運動。

太極拳，慢調養胃法

太極拳具有的連貫均勻、輕鬆柔和、圓滑自然、協調完整、虛實變化的運動特點和符合人體生理的一招一式動作，對於祛病強身和延年益壽均起著特殊作用。太極拳的醫療保健價值已越來越多地被人們所認識和重視。臨床實踐證明，有不少疾病通過藥物和太極拳鍛煉的配合治療，都起到了意想不到的效果。

人體生命活動的維持，必須依靠後天水穀之精來滋養。一個人吃不下，睡不好，怎能有充裕的水穀之精呢？而太極拳鍛煉對人的消化系統疾病有很好的防治作用。它要求人的注意力集中，上下相隨，一動均動，即手動、腰動、足動，眼神也隨之動。這樣完整、連貫的鍛煉，能有效提高中樞神經興奮與抑制的調節作用，從而改善其他系統的功能活動，因此它可以預防並治療某些因神經系統功能紊亂而產生的消化系統疾病。

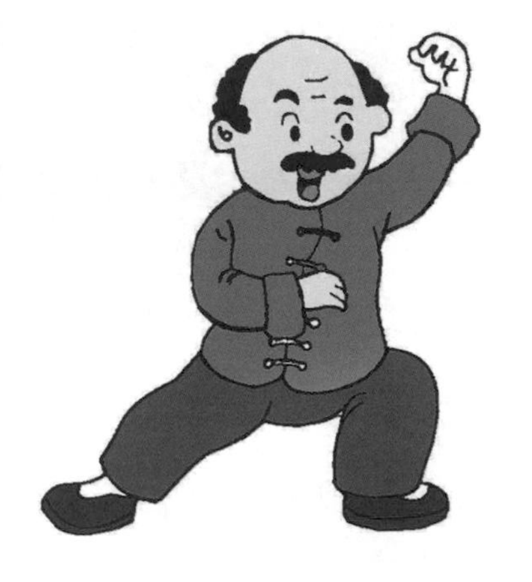

太極拳運動使呼吸加深，腹式呼吸使腹肌、膈肌上升，對胃腸、肝臟進行有規律的按摩，從而能改善消化道的血液循環，促進消化功能，可預防消化不良、胃下垂、胃及十二指腸潰瘍、便秘等。

瑜伽，理順腸胃

瑜伽對於那些因工作壓力大、飲食不節制、生活不規律而導致腸胃不順的人，是一種較理想的運動療法。它的集中精神及呼吸法可使人消除壓力、迅速入睡。它的體位大多圍繞腰、腹進行，可擠壓臟腑，排除毒素，理順腸胃。下面就介紹幾種姿勢，腸胃病患者不妨練習一下。

鱷魚式

1.趴俯在地上，兩腿併攏，慢慢地把胸部從地面抬起，兩臂平行伸直，放在頭前，掌心向下。彎曲雙手肘部，用兩個手掌托著下巴，平穩地呼吸，休息、放鬆。放鬆時把注意力集中到呼吸上，保持這個姿勢，呼吸15～30次。

2.將兩手及小臂平放在地面上，頭部、胸部同時向上抬起，順暢地呼吸，然後微閉雙目，放鬆、休息。儘量長久保持這個姿勢。然後恢復起始姿勢，重複此過程3～6次。

三角式

1.兩腳打開，兩倍於肩寬；手臂平舉，呈大字狀。吸氣，將右側腳趾向外側打開180°，左側腳踝向同方向轉動45°。眼睛看向右手指尖。

2.呼氣，同時身體彎曲，同側手指儘量扶向你能扶到的任何部位（小腿或腳踝）。眼睛看向高舉的一側手指。

嬰兒式

1.仰臥，彎右膝，雙手抱住拉向腹部上面，吸氣，按在腹部。呼氣，抬頭，頭觸膝，左腿保持伸直，持續10～15秒，回位。

2.抱雙膝，壓雙膝至胸部，呼氣，抬頭觸膝，深呼吸4次，回位放鬆，換另一條腿重複。

脊柱轉動式

1.坐姿，兩腿併攏，向前伸直。吸氣，將一側腿收回，腳掌放在另一側腿膝蓋外的地面上。手扶腳踝，保持脊柱自然伸展。

2.呼氣，另一側手輕扶臀部後側地面，略微推動，使脊柱向後擰轉。眼睛儘量看向身體後側，控制姿勢，保持均勻呼吸。

側腰伸展式

1.蓮花坐或簡易蓮花坐，脊柱保持自然挺直，雙手合十置於胸前，呈起始式。

2.吸氣，將合十的手掌高舉過頭，呼氣，向兩側平展手臂。再吸氣，保持臀部不要離地，將一側手臂高舉，另一側手臂彎曲並輕扶地面。身體向扶地一側的手臂方向彎曲。眼睛看向手掌根或通過大臂看向天花板方向。

前屈伸展式

1.坐姿，脊柱自然伸展，兩腿併攏，向前伸直，兩手自然放在身體兩側或大腿上。

2.吸氣，兩臂向前伸直，兩手併攏，兩肩向後收，拇指相扣，掌心向下。將兩臂高舉過頭部，緊貼雙耳。微微向後略仰，使整個脊柱向上延展。

3.呼氣，由腹部開始向前、向下貼近大腿上側，兩手抓住兩腳腳趾，保持順暢呼吸。注意力集中在腹部（感覺動作困難可彎曲雙膝）。吸氣，由後背開始，帶起整個上身。呼氣，回到起始坐勢。放鬆10～20秒的時間。

騎車，刺激胃腸蠕動

騎自行車是很多人都喜愛的運動方式，它能改善中樞神經和自主神經的緊張度，改善胃腸道的吸收與分泌功能，同時加強腹肌和膈肌運動，刺激胃腸蠕動。

一般可選擇車輛較少、環境優美、空氣新鮮的公路或體育場騎自行車，可每次騎車鍛煉30分鐘，每天1～2次。騎自行車時的車速以每小時10公里左右為宜。如有條件進行室內自行車鍛煉，速度可採用每分鐘50～60轉，並通過調整阻力來控制運動量。騎自行車運動尤其適合胃潰瘍患者。

氣功，改善胃腸功能

氣功療法能有效地調整和改善胃腸功能，對防治胃炎、胃及十二指腸潰瘍、胃下垂、消化不良、便秘、慢性腸炎等有較好的效果。胃癌、大腸癌等胃腸道癌症患者堅持練習，也有助於康復，對提高生活品質有幫助。

不管是動功還是靜功，都要做到心靜，只有心靜，才能有效地解除情緒對胃腸功能的干擾，調整和改善胃腸功能。動靜結合，心靜以調心養神；體動以加強對胃腸的良性刺激，按摩內臟，促進康復。以下介紹兩種對腸胃病患者有益的氣功法。

意守（可採丹田意守或空間意守法）

練功方法：擺好姿勢，周身放鬆，寧神入靜，似守非守，順其自然，在自然呼吸的基礎上，應用腹式呼吸或腹式逆呼吸法。

收功方法：將兩手重疊，勞宮穴置於丹田處，男左手在內，女右手在內，先按順時針方向由小圈到大圈緩轉9圈，再按逆時針方向揉轉9圈。將兩手搓熱，由上向下揉面9次後，緩緩收功。然後依次進行搓面、揉腹、轉腰、蹬足等簡單活動。

注意事項：練功前的準備及練功過程中，身體和意識保持鬆弛狀態。練功前5分鐘可在室內靜心散步，再飲少量涼開水，嚥下時汩汩有聲併入丹田，有助於平心降氣。練功開始時，要有「練功開始」的信號，以便意念集中。

練功過程中若心煩意亂，可暫停練習，散散步，喝點水，數分鐘後再接著練。空腹時不宜練功。患有嚴重器質性疾病、消耗性疾病者不宜修煉。

調息

調息療法是一種靜功自我療法，主要通過調整呼吸和排除雜念，使元氣恢復或增強，從而祛除病邪，防治疾病。

操作方法：不拘時候，隨便而坐，寬衣鬆帶，軀幹正直，兩手置腿膝，或互握置小腹前，全身放鬆。以舌攪口腔數遍，微微呵出濁氣數口，以鼻微微納清氣3～5次（呵氣、納氣皆不可有聲），若口中有津液即嚥下。再叩齒數遍，舌抵上齶，兩目垂簾，微露一線光，使呈朦朦朧朧之狀。調整呼吸，可採用數吸氣（或呼氣）次數的方法，由1～100，反復進行。若意念能集中於數息，則可漸達心息相依之境界。此時氣息綿綿微微，雜念全無，則任其自然，維持此種練功狀態，可達1小時或更久一些。起坐前，慢慢放鬆手足，睜眼，略作頭面或身軀、四肢按摩。

注意事項：

1.練功結束時不可立即起身，從入靜態至恢復正常態，須有一段過渡時間。練功結束時須舒放手足，按摩身體各部位，這是必不可少的。

2.用本療法者，平時亦須清心寡欲，保持心情舒暢，飲食清淡，勞逸適度。

本療法還可用於治療食積腹痛、胃腸神經症等。

叩穴健胃步行法

這是一種在步行的基礎上增加了叩擊、輕捶身體穴位和經絡的健胃方法。具體方法是：在走路時，每走一步就輕輕捶打一次腿上的承山、足三里、三陰交穴位中的一個。

剛開始時，患者可能不習慣這種健身方法，總覺得彆扭。但這種散步和自我按摩結合的健胃方法，療效還是比較顯著的，只要患者在邁步時將腿抬高，拳頭及時輕擊上面的穴位即可。

冥想養胃法

冥想能幫助胃病患者將注意力集中在呼吸上，而冥想呼吸是配合自然呼吸、腹式呼吸等方法進行的。在調理脾胃的呼吸方法中，意念部位主要有神闕、丹田、足三里等穴位。

具體方法是：採舒適的體位，兩手搓熱後疊放於腹部，意念部位集中在臍中、丹田、足三里等穴位，以鼻吸氣，以口呼氣，呼氣時發出輕聲。意想在自己的呼吸中，天地靈氣通過這三個穴位進入身體，滋潤著胃部，消滅胃部的病菌，使體內毒素隨著呼吸被排出體外。這種練習每日進行1～2次，每次練習十多分鐘即可。

胃病患者宜練縮肛運動

縮肛，即古人說的撮穀道。穀道即肛門，撮即提縮，是強調多做縮肛鍛煉。縮肛可在坐、站或臥床時進行，吸氣時提收肛門，如忍大便狀；呼氣時緩慢放鬆肛門，如解小便狀。一縮一鬆，反復進行，連做20～30次，有助於提高健身效果。

肛門附近有提肛肌及肛門括約肌，縮肛運動就是收縮肛門周圍的肌肉。按針灸理論，督脈具有調節全身諸陽經經氣的作用，督脈循經肛門，提肛能通過對督脈的刺激，起到強健臟腑功能的作用。有意識的提肛，能對中樞及自主神經系統起調節作用，促進胃腸及肛門部的血液循環，從而能治療多種肛腸疾病。

堅持做縮肛活動，可防止靜脈瘀血，加速靜脈血回流，降低靜脈壓，增強肛門部位抵抗疾病的能力，對痔瘡、肛裂、肛門濕疹、脫肛、便秘、慢性腸炎等均有明顯的治療和預防作用。

第五章 好心態，養胃切忌愁滿腸

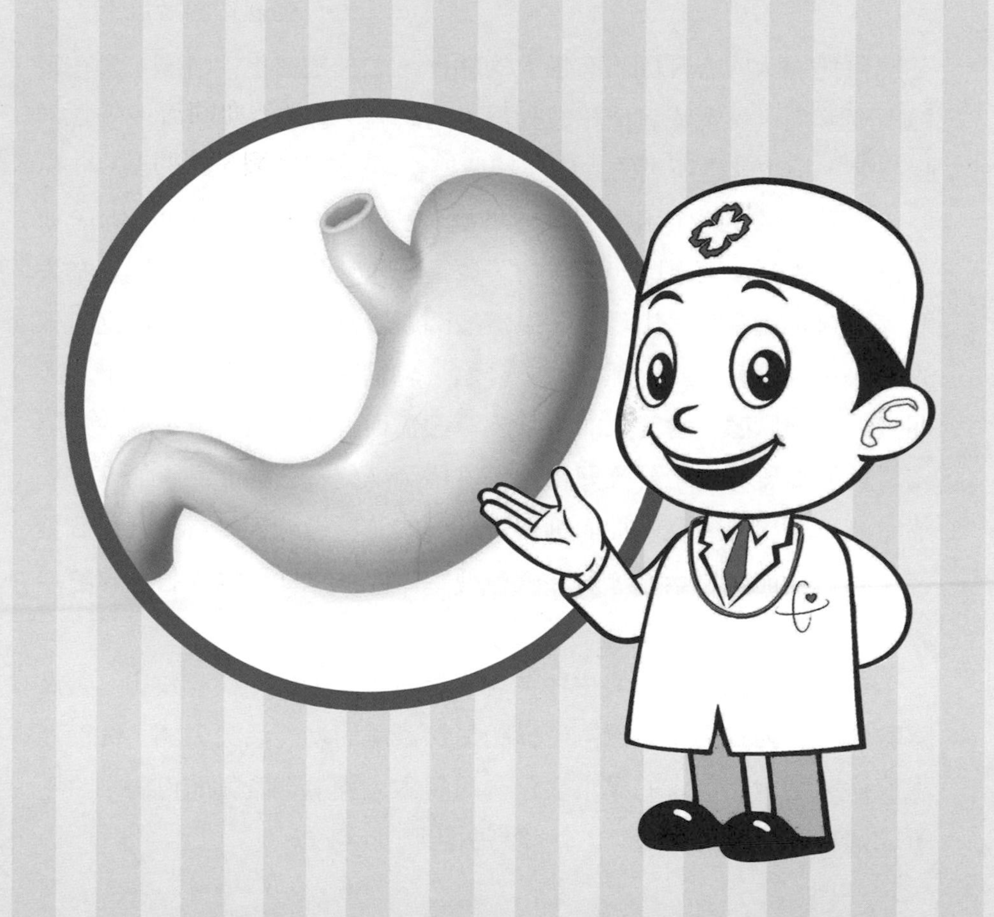

第一節 病由心來，情緒影響胃腸

胃病與心理因素的關係

胃病與人的心理因素有很大的關係，尤其是消化性潰瘍。人在精神極度緊張、焦慮或者情緒波動很大的時候，都容易導致胃或十二指腸潰瘍，這也就是所謂的「應激性潰瘍」。

在快節奏的生活中，人們會明顯地感覺來自各方面的壓力，要工作、要生活、要奮鬥、要成功，於是工作緊張、家庭糾紛、事業失敗等困難也就會跟著出現。如果這些問題經常出現而又不能得到有效的解決，人就會處於一種緊張、憂愁、恐懼等精神應激的狀態下。長期處於這種狀態，會使人的大腦皮質興奮與抑制過程失調，導致大腦皮質功能障礙和迷走神經興奮性過度增高，促進胃酸分泌增加，使局部血液循環出現障礙，從而削弱胃黏膜的防禦機能，使胃黏膜受到損害，腸胃功能出現紊亂，這樣就會導致諸如消化性潰瘍等各類腸胃疾病的發生。

中醫也認為胃病的發生與情志失調有密切關係，情志致病、傷及臟腑主要是因為影響氣機，使臟腑氣機紊亂而功能活動失調，從而產生疾病。這說明情志的異常變化，可導致人體氣機紊亂而百病由生，所以情志不暢、精神抑鬱，就容易引起腸胃疾病。

既然我們知道了心理因素對胃病可以產生極大的影響，那麼在治療胃病的過程中，心理的治療也就變得比較重要了。所以在用藥物治療胃病的同時，可以讓患者配合接受心理治療，這樣胃病康復的可能性就會大大增加。比如讓患者處於舒適的自然環境中，保持精神放鬆，使心情舒暢、情緒鬆弛，這樣就會使氣機平和順暢，從而增強腸胃的抵抗能力，胃病的恢復自然也就加快了。

心病讓胃病更難治

有些被診斷為慢性淺表性胃炎的胃病患者，經過多次檢查並沒有發現病情有惡化現象，但他們總感覺自己胃痛、噁心，甚至嘔吐，其實，這是心病在作祟。

患者在患病初期，由於對病症缺乏瞭解，加之擔心病情加重，會通過網路等途徑收集資料，而容易輕信其中不科學的內容，造成未能及時就診，最終導致「小胃病」成了「疑難雜症」。

其實，絕大多數胃病患者，患上的只是普通症狀較輕的胃病，只要遵照醫囑，認真配合專業治療即可，胃病惡化為胃癌的可能性是非常低的，患者無須杞人憂天。

情緒引起胃腸不適的原因

人的大腦接受來自身體各方面的資訊，包括身體疼痛、外界溫度、觸壓感覺及聽覺、視覺、位置覺、進食、尿便意等，並能將這些資訊進行綜合分析，然後指揮相應器官行使不同的職能。在進食後，口腔、咽、食道、胃等部位的感覺器官通過神經將「進食」這一信息傳到大腦，一方面引起「飽」的感覺，另一方面經過整合後，使胃液分泌增加，胃緊張性收縮和蠕動功能增強，從而使胃逐漸排空。

有資料表明，人在憤怒和緊張時，胃液分泌量大大增加，過量的胃液中的胃酸會破壞胃黏膜屏障，引起胃黏膜損傷性病變。而人在恐懼、抑鬱或思考時，能增加胃血流量，明顯抑制胃酸分泌，同時引起胃運動減弱。由於胃運動減弱，長期停留在胃內的食糜和胃液的混合物會對胃黏膜造成損傷。

胃腸也有喜怒哀樂

人不僅是自然的人，同時又是社會的人，人有意識、有思維，有非常豐富而極為複雜的心理活動，喜怒哀樂就是這種心理活動的集中表現。你知道嗎？當你喜怒哀樂的時候，你的胃腸也在隨著你的情緒變化喜怒哀樂著。

胃腸的主要功能是暫時儲存、研磨消化、吸收及排空各種食物等，這些功能是由神經體液來調節完成的，而胃在人類臟器中最容易受心理、精神因素的影響。人的精神一旦受到壓抑、情緒低落時，就會心情鬱悶、不思茶飯，即使勉強吃下去，也會感覺脹滿難受，久而久之，就會出現胃腸疾病。相反，當你精神愉快、心情平靜、情緒良好時，你的胃腸功能發揮良好，吃得香，睡得香，消化也好。由此可見，心理因素與健康是密切相關的。

另外，性格也會影響腸胃健康。性格健康的人不易患胃腸病，即使患了胃腸病，也容易恢復；而性格不健全的人不僅較易患胃腸病，且恢復健康也較慢。科學家對人的性格、個性與疾病的關係進行了很多研究，並獲得了一些結果，比如潰瘍病患者的性格特點是依賴或雄心勃勃；慢性胃炎患者的性格特點是優柔寡斷，等等，這說明人的個性、性格與某種疾病的發生有著一定的關係。

有的人對疾病總是抱著恐懼的心理，有的人則無所謂；有的人患病後坦然處之，有的人則驚惶失措。由此可見，人的性格不同，對待疾病的態度及心理也會有所不同，進而在治療中的效果也會不同。

生悶氣，傷胃損健康

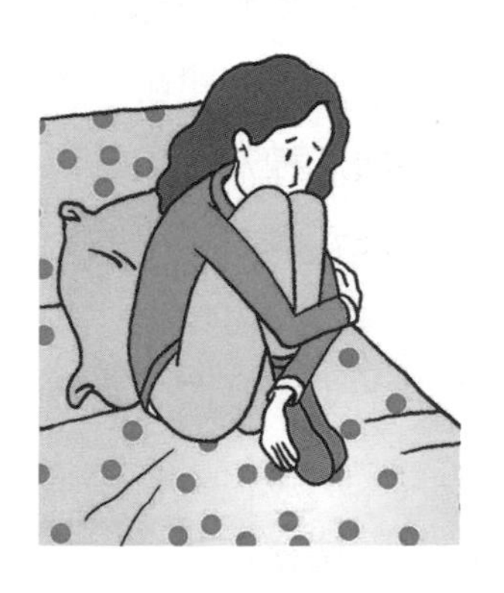

生悶氣危害多，它將直接侵犯我們的健康。其中最明顯的特徵是，氣填於胸後會不饑不渴，氣滯於胃，會使消化系統停止蠕動，因此常能聽到生悶氣者憤懣地說：「我不吃了！氣都氣飽了。」偶爾賭一次氣並無大礙，一而再，再而三地這樣賭氣，與自己的腸胃過不去，那可就會鬧出胃腸病來。

心理學家曾說過，一個人的痛苦若與他人分擔，痛苦就減少了一半；一個人的快樂若與他人分享，快樂就增加了一倍。可見人與人之間感情的交流是多麼重要。可惜許多人認識不到這一點，遇到煩惱總是自己躲到一旁去生悶氣。殊不知，正當你賭著氣的時候，疾病就有機可乘了，尤其是你的胃腸，也會生氣、鬧毛病了。因此，生活中我們應積極培養樂觀開朗的性格，平時多與人進行溝通，使生活中多一些快樂、多一些幽默，因為幽默是快樂的加速劑。

性情憂鬱加重病情

生活中，有的胃病患者常伴有神經衰弱、失眠、憂鬱等健康問題。因胃病而出現的憂鬱情緒，會導致體內的自主神經功能更加失調；這種功能失調又會通過胃部的血管、分泌系統等影響胃病的治療，從而形成惡性循環。

長此以往，情緒性的憂鬱和生理上的胃病互為「促進」，使得胃病病情更加難以控制。這類患者大多身體素質較弱，日常運動量不大，不喜歡活動，性格又都有點內向，一旦有病時就會過度重視；而且他們較少接觸人群，日常生活面較窄，因此就形成了較為沉重的心理負擔。這類胃病患者出現憂鬱等心理不適時，應及時調整自己的心態，以積極樂觀的態度面對困難。

胃腸病患者應走出封閉的自我，學會走向人群，走進廣闊的大自然，用這種方法可使自己擺脫壓抑的心理，從而控制病情的發展。

大自然永遠都是醫治心靈疾病的良藥，這是心理學家的共識。生活在都市裡，處在「水泥叢林」的包圍中，平時很少與大自然接觸，我們不僅會越來越習慣於機械式的生活，還會出現認知僵化的傾向。所以，我們應盡可能地尋找機會多接近自然，在自然中尋求靈感和放鬆神經，擴展自己的視野，豐富生活內容。

遠離浮躁的怪圈

浮躁，在現代的都市生活中是一個普遍的現象，浮躁的氣味充滿了城市的每個角落。名車美女、豪宅別墅成了許多人的夢想，然而事實上這些東西並不會輕而易舉地光顧每一個人。想要的東西得不到，人就會變得浮躁起來，例如有人節衣縮食買樂透，希望能中頭彩，不過可惜的是，中獎機率實在是太低了，幸運之神總沒那麼容易就降臨到我們的身邊。還有人買股票，每天關注著股票的漲停，如果自己買的股票漲停便歡天喜地；如果跌了，彷彿就失去了整個世界。

一番折騰下來，夢想的財富還沒到手，身體卻先折騰出了問題：胃痛，一緊張就來，還吃不下飯，有時吃了也會吐出來，肚子也開始莫名其妙地不舒服起來。其實，這種現象是一種典型的浮躁後遺症，一種由浮躁心理造成的胃腸疾病。現代醫學研究發現，一個人如果長期處於浮躁的心理狀態下，就會影響自主神經的功能，進而影響腸胃的正常功能，引起一系列的腸胃病，如胃炎、消化性潰瘍、慢性結腸炎等。

因此，為了身心健康，應該善於保持良好的心態，不為外界所動，不為潮流所影響，有所為有所不為。那麼我們該如何調整自己的心態，遠離浮躁的怪圈呢？

1.飲食：首先要改掉糖分攝取過量的習慣，魚肉可以多吃些，也要多吃蔬菜，但絕對不要吃過鹹的食物，以免形成焦慮的個性。

2.正確認識自己：只有如此，才能踏踏實實地去做自己力所能及的事情，而不是幻想一些不切實際的目標。

3.不要急：目標確定後，要一步一步去做，任何事情都不是一步到位的，都要有一個過程，正所謂「欲速則不達」。

4.調整心態：要把浮躁的心態變成一種對成功的渴望，讓這種渴望成為你奮鬥的動力，這樣你的生活就會充滿活力。總之，擁有一個平和的心態是很重要的，不僅對事業的發展有利，對身體也有很大的裨益。

第二節 養好胃，從養「心」開始

笑與幽默常伴，胃病不找你

經常笑的人不但人緣好，而且不易生病。疾病源自情緒的說法表示疾病與煩惱和疲勞有關，當出現肩膀僵硬、倦怠時，積壓的壓力就會借著神經傳達給腦，疲倦症狀則會反應在身體上。因此，為了消除壓力，最高境界的心靈健康法就是笑。美國史丹福大學醫學院的專家說：笑是一種運動，或者說是一種靜止的跑步。

歡笑能使呼吸運動加深，肺活量增強。笑又能使胃體積縮小，胃壁張力加大，消化液增多，飲食增進。笑聲中心跳加快，血液流速增強，面部及眼球的血液供應充足，從而使面頰紅潤，眼睛明亮，容光煥發。笑能使大量肌肉得到運動，從面部的微小肌肉到腹部、背部和四肢的大塊肌肉都能得到鍛煉。三分鐘的笑能代替十五分鐘的體操。

而笑為什麼有益於脾胃呢？這是因為大腦接收壓力後，由下丘腦傳達給脊髓，經過自律神經影響內臟。此時，年輕人會產生副交感神經緊張、胃液分泌增加，從而使胃酸過多，且易發生脈搏跳動減弱、血管擴張、血壓降低、發汗、腹瀉等症狀，這就是導致胃炎、胃潰瘍、十二指腸潰瘍的主要原因；中老年人則會因交感神經緊張而導致高血壓、便秘，因壓力使舊腦（大腦舊皮質）無法控制，很容易引起發怒、悲傷、恐懼等心神不定的現象。遇到這種情況，想一些笑話來開懷大笑就能放鬆了，因為笑既能強烈地刺激大腦，又可將壓力、身心的疲勞一股腦地拋於腦後。當我們暢快地歡笑時，彷彿在進行深呼吸，可以充分補給身體氧氣，強化心臟，保健內臟，同時還可使腹肌收縮，消除消化道緊張，改善便秘與消化不良的現象。所以，每天有一次發自內心的笑是絕對能延年益壽的。

在人生道路上，挫折和失敗是常有的事，如果忍受挫折的心理能力得不到提高，則焦慮和緊張就會常常困擾我們的身心，尤其會困擾我們的胃腸。假如你擁有幽默，也就擁有隨環境變化不斷進行自我心理調節的有力武器。

從心理學角度剖析，幽默是一種絕妙的防禦機制。這種機制不僅可使人化煩惱為歡暢、變痛苦為愉快，而且還可以化干戈為玉帛，使當事人平息激動情緒，回歸理智，使彼此在新的基礎上，重拾默契，增進感情。

哭泣可減少胃挫傷

心理學家指出，適當的哭泣有利於人的身心健康。強忍眼淚只會讓心理壓力升級，造成負面影響。當人心中的壓抑情緒得不到發洩的時候，哭泣便成為一個很好的宣洩管道，能起到減輕精神負擔的作用。

日常生活中，人在情緒低落的時候，總是出現食欲不振的現象；而心情愉悅時食量則大增。從這一點可以看出，胃腸功能與人體情緒變化有著緊密的聯繫。

根據調查顯示，人在情緒低落時容易失眠，使胃的正常運行受到影響，造成食欲減退。而人因為熱量和營養成分的攝取量不足，精神只會越來越差，甚至出現悲觀輕生的念頭。在這個時候，哭泣可以緩解心情，也可以減少壞情緒對胃的影響。

適當哭泣能排解對胃的壓力，但並不是指過度哭泣，每次哭泣不宜超過15分鐘。因為如果哭泣時間過長，對胃也是有害的。長時間哭泣會使情緒過於悲傷憂愁，會導致胃酸分泌減少，胃蠕動減慢，引起胃炎、胃潰瘍等病症。

聊天也能助消化

胃腸病患者在閒暇之餘與人聊聊天，也會減輕疲勞，減輕胃痛造成的精神壓力。聊天可以緩解一時的不愉快，擺脫激動、憤怒、憂鬱、疑慮等情緒；聊天還可使患者之間、醫患之間相互溝通，解除患者的心理顧慮，提高戰勝疾病的信心，並積極配合其他康復治療；聊天還可提高社會適應能力，減少病態心理壓力。

尤其是那些慢性胃炎患者，茶餘飯後幾個人聚在一起，天南地北，海闊天空地說古論今，講故事，說笑話，交談經驗，就能有益於胃的消化吸收。

「悲秋」情結要不得

入秋後，人體的新陳代謝和生理功能均受到抑制，導致內分泌功能紊亂，情緒低落，進而影響腸胃功能，容易產生一些腸胃方面的疾病。尤其是秋雨連綿的日子裡，人們除了容易秋燥，有時也容易產生傷感的情緒。

秋季，為什麼有些人容易傷感或「悲秋」呢？現代醫學研究證明，在人體大腦底部，有一種叫松果體的腺體，它能分泌「褪黑素」。這種激素能促進睡眠，但分泌過盛也容易使人抑鬱。氣溫的高低對其分泌會產生間接影響，尤其是在冷熱交替的換季時節。「一場秋雨一場寒」，氣溫的驟然下降，會使人體新陳代謝和生理功能均受到抑制，導致內分泌功能紊亂，進而使情緒低落，注意力難以集中，甚至出現心慌、多夢、失眠等一系列症狀，即人們通常所說的「低溫抑鬱症」。

預防「悲秋」最有效方法就是心理調節，保持樂觀情緒。秋天乃「不是春光，勝似春光」的大好季節，是收穫的季節，大可不必自尋煩惱，失意傷感地「悲秋」。

垂釣能養胃

垂釣對養生保健很有益處，垂釣能使人身體健康、耳聰目明、思維敏捷、精力充沛。此法不僅適用於靜止期的胃潰瘍患者，對雖是胃潰瘍活動期，但不伴有明顯出血、穿孔的患者也適用。

垂釣其實是一種心理療法，當一條活蹦亂跳的魚兒被釣上來後，會使人欣喜萬分，心中的快樂難以言表。魚兒進簍，又裝餌拋鉤，寄託新的希望。因此，每提一次竿，不管有沒有釣到魚，都是一次快樂的享受。當你沉浸在這種快樂之中，就很容易沖淡精神上的憂慮，對於疾病的醫治和病情的好轉也是有利的。

另外，如果垂釣的地點是在比較幽靜的水邊，鳥語花香，青山綠水，使垂釣者有一種心情清爽、腦清目明的感覺。在大自然中吸入清新的空氣，可以改善人體的心肺胃腸功能，對調養胃病有很大益處。

音樂也能治胃病

臨床上有一種胃病叫作「胃腸神經官能症」，這種疾病的患者胃部並沒有實質性的病變，只是因為心理和精神因素導致胃部消化、吸收出現紊亂，引起嘔吐、胃痛、厭食等胃部不適症。

醫生說，精神受到刺激、情緒低落都會引起胃腸神經官能症的發生，這時可通過聽歌來治療。歌曲能夠使人放鬆和進入冥想，減少負面的情緒，達到調整胃部功能的作用。

有研究人員提出，聽歌有益於健康。更有人發明出音樂體感振動設備，即人在聽歌時，通過歌曲的低音部分引起體內感觀的振動，產生出安全、舒適的感覺。當人陶醉在歌曲中時，負面的情緒就會慢慢消失，起到改善心理緊張、疲勞的作用，同時幫助治療胃潰瘍等疾病。

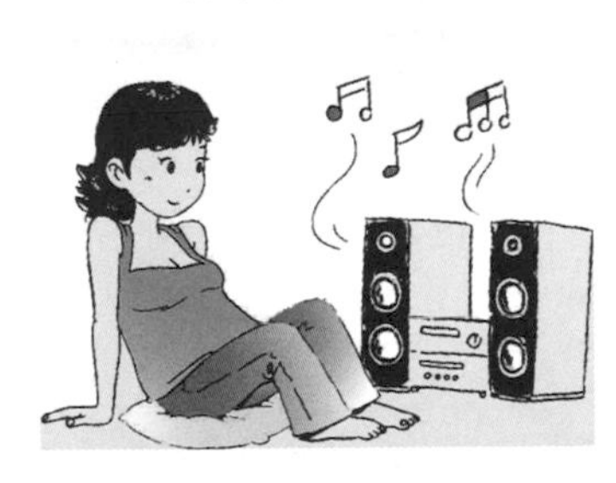

練習書法學養心

書法對於人體有很好的養生效果，不論你是書寫還是欣賞，都會讓你變得心平氣和。而書法作為一門藝術，它的養生之道一般體現在以下幾個方面。

1.調氣血，通經脈：因為寫字時的每一筆都要全神貫注，集周身之氣達於肩、肘、腕、掌、指，乃至筆毫之端，濃墨揮灑於紙上，氣力運營於周身，動靜相隨，抑揚頓挫，外練其字，內練其氣。從這個意義上來說，書法是一種很好的氣功引導法，它可以使你氣血調和，健身防病。

2.充實生活：閒暇時寄情於筆墨，喚起對生活的樂趣。情緒好了，對身心健康自然有益。

3.陶冶情操：俗話說：「言為心聲，書為心畫」。練習書法無疑能陶冶人的情操，賦予生命積極向上的活力，使人在藝術、眼界、胸襟、修養、氣質上都得到昇華。

4.調節情緒：書法可調整心態，使情緒穩定。狂喜之時，練書法能凝神靜氣，精神集中；暴怒之時，練書法能抑制肝火，使心平氣和；憂悲之時，練書法能散胸中之鬱，使精神愉悅；過思之時，練書法能轉移情緒，抒發情感；驚恐之時，練書法能使神態安穩，寧神定志。

5.形神共養：書法體現了形神共養的統一性，使書法練習者形神一體，心身統一，從而健康長壽。

第六章 起居有常胃自安

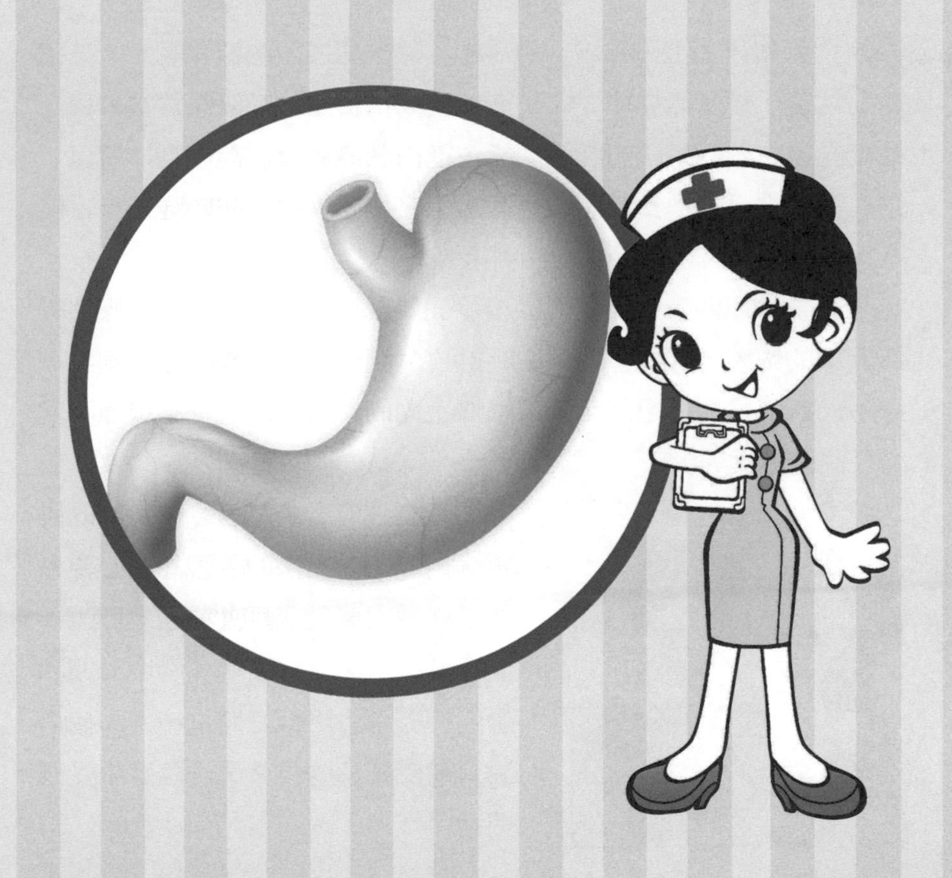

第一節 24小時關愛胃健康

生活有規律，胃腸得健康

飲食無規律，饑一頓飽一頓，極易擾亂胃腸道的自我調節、分泌及運動功能；作息無規律，如長期熬夜，使得生物時鐘規律被破壞，也易擾亂自主神經系統的調節功能，進而誘發腸胃功能紊亂。所以，一定要注意自己的進餐時間和生活節奏，按時就餐，按時睡覺，才能吃得香、睡得好、精神足，從而維持腸胃功能正常。

另外要順應四時規律，人從出生開始就受客觀環境、氣候條件等自然因素的影響，因此，要採取順應自然規律的方式來生活。例如，根據不同的氣候調節起居活動，根據不同的季節增減衣物；根據不同的時令調配飲食等。

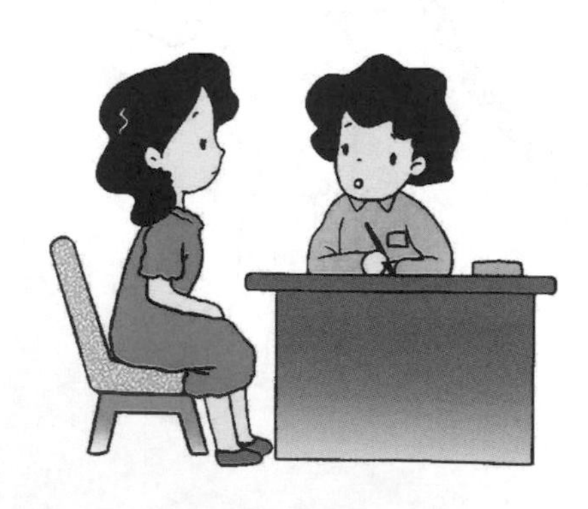

還要注意勞逸結合。很多人的腸胃病是「閒」出來的，因此有必要參加一些體力勞動或戶外運動，但也不能過度疲勞。實踐證明，過度清閒和過度疲勞都會降低身體抗病力，使得腸胃易受細菌的侵襲，身體健康受到威脅。

養胃要保證充足的睡眠

經常睡眠不足會使人心情憂慮、焦急，免疫力降低，由此會導致多種疾病發生，如神經衰弱、感冒、胃腸疾病等。瑞典研究人員發現，睡眠不足會引起血中膽固醇含量增高，使得發生心臟病的機會增加。澳洲一個研究學會提出，人體的細胞分裂多在睡眠中進行，睡眠不足或睡眠紊亂，會影響細胞的正常分裂，由此可能產生癌細胞的突變而導致癌症發生。一般來說，不同年齡的人每天所需的睡眠時間不同，中學生每天應睡8～9個小時，成年人每天需睡7～8個小時。對於每一個人，尤其是學生和上班族來說，保持充足的睡眠至關重要，無論對於減輕學習、工作壓力，還是對於預防胃病，都有很大作用。

較好的睡眠姿勢為右側臥位，保持這種睡姿能讓全身肌肉鬆弛、呼吸舒暢，且能使心、肺、胃腸的生理活動降到最低點，心臟不受壓，肺呼吸自如，並有助消化。

其他如伏臥位會使整個身體上半部的重量都壓在胸部，影響呼吸且易引起噩夢；仰臥位則易使舌根往後墜縮，易致呼吸不暢，容易發出鼾聲，且易做夢；左側臥位心臟易受壓，影響入眠。這些都是不利的睡眠姿勢。

而腸胃病患者要如何改善睡眠品質呢？要注意做到：

1.晚飯以清淡軟食為好，忌過飽。

2.晚上不喝濃茶或咖啡，不參加劇烈活動，對難以解決的問題要冷處理。

3.如在床上感到煩躁，可坐起來或下床慢步走，或喝杯熱牛奶。也可在窗檯邊坐一會，呼吸新鮮空氣或看看夜色，20～30分鐘後再去睡。

4.睡前用溫水洗澡或用溫熱的水泡腳，均有利於入睡。

5.臥室要安靜、整潔、空氣清新，溫度不宜過高；午睡不要過久，生活要有規律。

保持口腔衛生、勤刷牙

慢性胃潰瘍、慢性胃炎是常見的多發病，發作時常使人痛苦不堪，幽門螺旋桿菌是導致這些慢性胃病的元兇。幽門螺旋桿菌進入胃黏膜後，可引起炎性細胞浸潤、細胞變性壞死等胃部潰瘍病變，也可直接感染胃黏膜上皮細胞，造成炎性病變。患者在使用特種抗生素和含鉍藥物後，可殺死幽門螺旋桿菌而使潰瘍癒合。

但為什麼許多患者往往沒有過多長時間，潰瘍和胃炎又發作了呢？經過大量的研究發現，在不潔的口腔內和污染過的牙刷上，暗藏著大量的幽門螺旋桿菌，牙縫以及牙刷深部所遺留的食物殘渣，為這些病菌提供了良好的滋生條件。幽門螺旋桿菌隨唾液和食物進入胃內，是導致胃潰瘍、胃炎復發的根本原因。因此，保持口腔

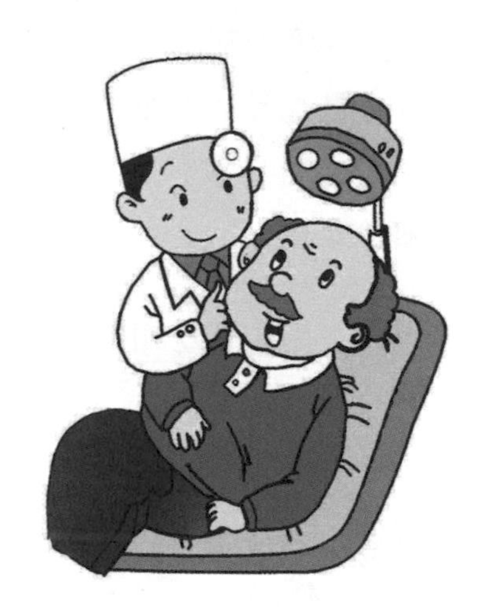

衛生是防胃病反復發作的重要方法。

不良的刷牙習慣也會使得胃炎、胃潰瘍患者的病情反反復復，無法徹底根治。堅持每日刷牙，徹底清除口腔病變產生的幽門螺旋桿菌，是預防胃病的重要手段。需要注意的是，牙刷長時間使用後會暗藏大量的幽門螺旋桿菌，所以牙刷要定期更換。

裸睡使胃著涼，露臍易致胃病

為了抵禦夏季的高溫燥熱，很多人在睡覺時習慣使用一些降溫小技巧來幫助睡眠。事實上，從健康養生的角度來講，有些所謂的技巧恰恰是優質睡眠的禁忌。

例如，有人習慣在夏季時裸露胸腹睡覺，尤其是男士。其實，這樣睡覺是很損害人體健康的。裸露胸腹，光著上身，雖然能帶給人陣陣涼意，但也容易讓寒熱在體內不均衡，使血管收縮，身體供血量相應減少，易引發胃腸道神經功能紊亂，損傷胃腸道黏膜，進而引起習慣性腹瀉。這種腹瀉與細菌性腹瀉相比，還有疼痛和無力的感覺，嚴重的還會感到胸悶、氣急。如果本身就患有胃炎，還可能會出現便血症狀。

因此，夏季睡覺最好能穿件睡衣，這樣既可以很好地吸汗，同時還可防止身體受涼和習慣性腹瀉的發生。睡衣宜選擇輕薄柔軟、全棉質的，這樣有利於吸收汗液，減少對皮膚的刺激性；睡衣顏色宜淡雅、輕淺，有助於安目、寧神；睡衣的款式不要過小，否則緊束著胸、腹、背部等部位，睡覺時易失眠、多噩夢。如果不穿睡衣，至少也要用小毯子、毛巾被等蓋住胸腹。

另外，夏季炎熱，露臍短裝輕薄涼爽，成為許多女性的著裝首選。如果進入冷氣房內未及時增加衣服，會使腹部受涼，胃腸功能因此受到影響，從而引起食欲不振、腹痛等消化系統疾病，嚴重的還會出現胃痙攣。因此，醫生建議女性在夏日不要穿著露臍裝，若出現胃部不適，一定要及時就醫。

身體暖，胃舒坦

人的胃腸有一部分緊貼腹壁，因此，外界環境的變化很容易通過腹壁而影響到胃腸。若腹部受寒，可反射性地引起胃腸及其血管收縮，導致胃腸功能紊亂，易發生痙攣性腹痛、噁心、嘔吐、腹瀉等，可誘發急性胃炎、急性胃腸炎，還會加重慢性胃腸病患者的病情。

明白了上述道理，就應該做到在日常生活中趨暖而避寒，注意適當地保暖。在天氣變冷時，及時增添衣服。尤其在秋季、冬季和春季天氣變化前後，消化性潰瘍和慢性腸炎最容易復發或加重，在此時，患者更需注意保暖。

養成每天排便的好習慣

要想養胃，就要養成每天定時大便一次的習慣。最好在每天早飯後排便，因為早飯後，食物進入胃內能引起「胃結腸反射」，促進胃腸蠕動，易於排便反射的產生。至於具體排便時間，則因個人生活模式而定，但最好能固定時間。

飲水對排便的幫助很大，每天早上起床後喝適量的溫開水，對腸道的糞便有軟化作用。或者起床後，在空腹狀態下喝一杯冷水，也會對大腸產生一定的刺激，促進其運動。

不論有無便意，每天都應在一定的時間入廁。很多人在開始蹲廁所時可能沒有便意，也沒有糞便排出，但這段時間卻給結腸道重新調整規律的機會。而且，排便動作本身是一種反射性活動，是可以建立條件反射的。只要堅持定時排便一段時間，便可逐漸建立起排便的條件反射，形成習慣之後，就能定時、順利地進行了。

日常生活中，很多朋友都存在排便困難的症狀，建議大家不妨利用工作閒暇時做一做體操，每週做1～2次的全身運動，可促進血液循環，防治便秘發生；另外，經常泡澡同樣可改善血液循環。如果能在泡澡的同時按摩下腹部，產生的刺激也有助於引起便意。

清晨宜喝一杯水，空腹不宜喝牛奶

經過一夜的睡眠，身體正處於一種輕度缺水的狀態，起床後喝一杯涼開水，可補充身體所需的水分，且早晨飲一杯清水，還可增加食欲，促進食物的消化和吸收，預防消化不良發生。

吃飯時，消化器官需要分泌很多消化液以消化食物，而這些消化液的產生需要大量的水分，如果此時能夠喝上一杯水，便可以保證進食時有足夠的消化液來消化食物。另外，適量的飲水還可以消除疲勞，潤滑消化道，稀釋或沖淡消化道內的垃圾、廢物，促進機體唾液腺、胃腺等消化腺的分泌，有助於消化功能的發揮。

另有許多人喜歡在晨起時空腹喝一杯牛奶，以為這樣有助於消化和吸收。其實，這種方法是不可取的。

我們知道，牛奶是含蛋白質豐富的食品，但空腹飲用不利於蛋白質的消化和吸收。這是因為牛奶中的蛋白質要經過胃和小腸的分解，形成氨基酸才能被人體吸收，而早晨空腹狀態下，胃、腸的排空是很快的，因此，牛奶還來不及消化就被排到了大腸。食物中被吸收的蛋白質，只有在熱量充足的基礎上才能構成人體組織的一部分，若熱量不足，吸收的蛋白質就會被作為熱量燃燒消耗掉，這樣既起不到蛋白質本身的作用，又是一種浪費。

晨起空腹運動有危害

運動可以鍛煉身體，增強體質，但運動也必須講究科學。其中之一就是晨起不宜空腹做運動。

在空腹狀態下進行晨練，有時會使人感到乏力、噁心、頭暈，這主要是由於經過一夜的調理休整，腹內沒有多餘的填充物，使體內血糖過低而引起的。再加上人體受生物時鐘的控制，在早飯前已經產生的食欲，會因空腹運動抑制了消化液的分泌而降低，久而久之引發的厭食會嚴重地損害人體健康。

因此，在晨起時可先喝杯白開水或牛奶，再配一小塊蛋糕，然後進行運動，這樣效果會好得多。

養胃要遠離酒桌，吸煙有害胃健康

酒與人的健康關係密切。健康人適當飲酒對身體有益，但腸胃病患者不宜飲酒。長期或過量飲酒，乙醇（酒精）可使食道黏膜受刺激而充血、水腫，引發食道炎；還可破壞胃黏膜的保護層，刺激胃酸分泌、胃蛋白酶增加，引起胃黏膜充血、水腫和糜爛，引起急、慢性胃炎和消化性潰瘍。大量飲酒的患者在胃鏡下可以看到其胃黏膜高度充血發紅、水腫、糜爛和出血等現象。有慢性胃炎、消化性潰瘍病的患者，由於胃黏膜本身的自我保護、防禦功能就差，即使飲用少量的或低度的酒，也足以破壞其胃黏膜，加重病情。因此，慢性胃病患者需要忌酒。

除了忌酒，醫生也強調，為了胃部健康要少吸煙，這是因為香煙裡含有大量的尼古丁，這種物質是引發胃炎、胃潰瘍的元兇。尼古丁進入胃部後，會作用於迷走神經，增強胃酸分泌，抑制前列腺素的合成，使得保護胃黏膜的黏液分泌減少，降低胃黏膜的抗病能力。同時，它還會鬆弛幽門括約肌、收縮膽囊，使膽汁反流至胃部，灼傷胃黏膜。在尼古丁的破壞下，胃部消化、吸收功能紊亂，胃黏膜長期被傷害，不能正常修復，最終導致胃炎、胃潰瘍。

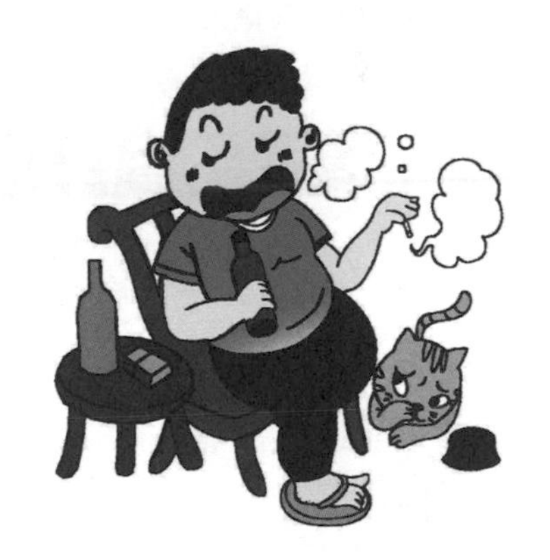

調查發現，吸煙者患胃炎、胃潰瘍的機率高出不吸煙者數倍。同時，在胃病治療期間，不戒煙的胃病患者，痊癒

率比戒煙者低得多；不戒煙的胃病患者在治癒後仍有高達84％的胃病復發率。

防胃病莫要伏案睡

很多上班族午休時習慣伏案休息，殊不知這種睡姿會對身體健康造成很大的傷害。長期伏案睡覺對於消化系統非常不利，特別是在飲食後趴在桌上睡，容易發生食滯不化、消化不良，不利於胃內的食物排空，使消化液分泌減少而產生飽嗝、悶脹，繼而還會誘發食欲不振、胃炎、潰瘍病等。

特別是胃病患者，對於午睡更不應該過於隨便，最理想的睡姿應該是舒舒服服地躺下，平臥或側臥，最好頭高腳低、向右側臥。這樣可以減少心臟壓力，防止打鼾，還可以幫助胃裡的食物向十二指腸移動。午睡時間以15～30分鐘為宜。睡醒之後應慢慢站起來，先喝杯水，以補充血容量，稀釋血液黏稠度，然後可以進行一些輕度身體活動，待身體調整完畢，再繼續手中的工作。

空腹莫喝綠茶

綠茶是沒有經過發酵的茶，較多地保留了鮮葉內的天然物質，其中茶多酚、咖啡鹼能保留鮮葉的85％以上。綠茶中的成分，對於防衰老、防癌、抗癌、殺菌、消炎等確實有效果，是其他茶葉無法比擬的。但也正是這些天然成分，如果在空腹狀態下飲用，會對人體產生不利影響。空腹時，茶葉中的部分活性物質會與胃中的蛋白結合，對胃形成刺激，容易傷胃。

除了會對胃腸產生刺激外，空腹喝茶還會使消化液被沖淡，影響消化。患有胃及十二指腸潰瘍的老年人，更不宜清晨空腹飲綠茶，因為茶葉中的鞣酸會刺激胃腸黏膜，導致病情加重，還可能引起消化不良或便秘。

老年人養胃從衣食住行入手

隨著年齡的增長，胃的肌肉層和黏膜層都慢慢萎縮，消化力與抵抗力都日趨降低，更容易導致胃病發生。那麼，老年人要怎樣預防胃炎、胃潰瘍等疾病呢？

1.應隨氣溫的變化及時增減衣物：因為老年人比年輕人抵抗力低，腹部、腳部更容易受涼。腹部受涼會使胃腸功能紊亂，引起腹痛、腹瀉、嘔吐、反酸、胃痛等，想要保護好胃，就應先從衣著上入手。

2.要養成規律、合理的飲食習慣：三餐要定時定量，使胃處於良好的工作狀態。在食物的選擇上也應選擇容易消化的養胃食物，比如牛奶、豆腐等高蛋白的食物，不僅容易消化，還可以保護胃黏膜。

3.居住環境應該安靜、舒適：繁雜喧鬧的環境容易使人心情煩躁不安，繼而引起消化系統問題。

4.堅持運動：行，也可以理解為運動。老年人應長期堅持進行一些輕度運動，比如按摩、揉壓腹部的運動，以保持胃部健康。

第二節 四季養胃有別

春季：注意保暖，涼性野菜不宜多吃

立春後，人們應早點起床，大步漫走於公園之中，放鬆身心。生活上要做到：

1.早睡早起，克服「胃困」：春季陽氣升發，人體氣血趨向於表，循環系統功能增強，汗液分泌增多，各器官負荷加重，中樞神經系統常處於抑制狀態，所以會發生「春困」。同樣，胃內氣血也相對較少，各項功能處於比較低的水準，可將其形象地理解為「胃困」。此時應保證睡眠充足，做到早睡早起，早起舒展形體，激發胃的神經系統活力，克服「胃困」。

2.克服倦怠心理：春季易因「春困」產生倦怠心理，春天的心理調養重在「生」，即要讓自己的情緒與春光一起生發，保持樂觀開朗，使得肝氣順達，增強機體對外界的適應能力，以達到防病保健的效果。

3.調節情志：根據中醫理論，肝為風木之臟，主疏泄而藏血，喜條達而惡抑鬱。由此可以看出，調養肝臟重在調節情志，不良的精神刺激、情志抑鬱不暢都會引起肝失疏泄、氣機不暢，導致肝氣鬱結，可表現為胃部的症狀，如脅肋脹痛，噯氣後緩解等。春天的肝氣失調以肝氣、肝火、肝陽亢盛有餘多見，木旺則橫向克土，引起脾胃功能失調，因此調節情志能間接作用於脾胃的健康。

春三月是「生而勿殺，予而勿奪，賞而勿罰」的季節，人們應當保持一份平和的心態，不患得患失，凡事不斤斤計較，不斷提高自身的精神境界和心理素質。

春季氣溫變化大，應注意隨時增減衣物。天熱時不應大量嗜吃冷飲，以免引發胃痛、嘔吐、腹瀉等症狀。氣溫變低時也應避免吃太多辛辣刺激的食物，因為過於刺激的食物會刺激破壞胃環境，讓胃部不適。

胃病屬於慢性疾病，中醫將其分為胃熱和胃寒。天氣變冷、冷涼食物入胃，都容易讓胃受寒，引起胃脘疼痛、嘔吐等症狀。胃是非常敏感的器官，胃部也能隨氣溫產生相應的變化。人體受寒後，毛細血管收縮，血液循環減慢，血管分佈密集的胃部也會受到影響。同時，天氣變化會引起人體交感神經功能的紊亂，因此也會打破胃腸蠕動的規律。

春天時適當吃些野菜可調養腸胃，但一些野菜雖具有腸胃保健的作用，偶爾嘗嘗鮮、換換口味有益健康，但不適合常吃。這是因為有些野菜本身就具有一定的藥性，吃多了會有不良反應，且野菜也並非人人都適合食用。如馬蘭頭性味苦涼，有清火敗毒的作用，因而體虛畏寒的腸胃病患者不適宜常食用；魚腥草有微毒，多吃有害；而蕨類等野菜含致敏物質，多吃可能引起身體不適。

野菜要注意烹飪方法，注重保持其「野味」，可炒食、涼拌、做餡，也可溜、燴、燒、煮，還可做湯或生食，關鍵在於要根據野菜的不同特點，選擇不同的烹調方法。性涼性寒的野菜不可多吃，因為容易造成脾胃虛寒等病症。

夏季：避暑保陽，注意飲食保健六宜

夏季陽氣盛於外，陰氣居於內，加之夏季食物易腐爛，稍有不慎，即可導致腹痛、吐瀉，所以，這個季節的飲食起居較其他季節更為重要。因此，夏季養脾胃要注意以下幾點：

1.夏季是人體心火旺、肺氣衰的季節，應晚睡早起，順應自然，保養陽氣。夏季太陽升得早，清晨空氣新鮮，早起後到室外參加一些活動，對增強體質頗有益處。由於夏季中午氣溫特別高，晚上睡眠時間較短，所以要適當午睡，以避免過度勞累，保持充足的睡眠，從而使精力充沛。注意勞逸結合，因為勞累會破壞人體免疫平衡，加重脾胃負擔，容易引發胃炎。

2.夏季應經常運動，增強體質，提高機體的抗病能力。實驗觀察發現，夏季經常參加運動者比不運動者的心臟功能、肺活量、消化功能都好，而且發病率也較低。夏季運動宜選擇清晨或傍晚天氣涼爽時，在公園、湖邊、庭院等空氣較為新鮮的地方進行。運動後不要立即停下來休息，不要立即大量飲水，不要立即吃飯，不要馬上洗冷水澡或吹冷氣，因為這樣會加重或誘發脾胃病。

3.注意調神。在炎熱的夏季尤其要重視精神的調養，因為神氣充足則人體的功能旺盛而協調；神氣渙散則人體的一切功能均遭到破壞。夏季神氣調養要做到神清氣和、快樂歡暢、胸懷寬闊，使心神得養。在萬物繁榮的夏天，應培養一些興趣愛好，利用空閒時間參加一些有意義的文娛活動。

4.夏季，脾胃虛弱的人飲食應以清淡、營養豐富的食物為主，多吃新鮮易消化的食物，少吃油膩、油炸、辛辣食物。除蔬菜水果外，可多吃山楂、食醋等食物。切忌飲酒，因為酒是胃病復發最主要的原因之一。對老人來說，夏季要注意少吃和不吃油膩食物，多吃清淡、潔淨的食品；對體弱的老人，應避免食用冷飲及生冷瓜果，以免引起消化功能障礙而致病。

5.夏季比較炎熱，很多人喜歡待在冷氣房裡，尤其是晚上整夜都開著冷氣，早晨起床後，有的人就會感到胃部和腹部疼痛，並伴有大便溏稀的症狀，這就說明晚上著了涼。冷氣不是自然風，而且室內空氣污濁，易使胃受涼，引發胃炎。

另外，還要注意個人衛生，飯前便後要洗手，不喝生水或冰鎮飲料。

夏季裡，容易患胃病的人群有：

1.學生：由於學生年齡比較小，自我約束能力差，很容易被那些五顏六色、品質低劣的小食品誘惑，因而易導致腸胃疾病。

2.中年男性：雖說中年男性身強體壯，但由於經常暴飲暴食、食物冷熱不均，因而很容易誘發腸胃病。

3.老人：老人之所以易感染，主要是因為他們在生活上一般都比較節儉，剩菜、剩飯或是過期的食品捨不得扔掉，因而很容易導致疾病。

夏季飲食保健應注意以下六宜：

1.宜喝優酪乳：夏季氣候炎熱，優酪乳是早晚理想的飲品。優酪乳中含有的乳酸菌能夠增強腸道有益菌群，從而進一步增強抵抗力。但切忌空腹喝優酪乳，一般在飯後2小時內喝優酪乳效果最好。

2.夏季出汗多，宜適當食用酸味食物：夏季氣候炎熱，出汗多，容易流失津液，需適當食用酸味食物。可多食番茄、檸檬、草莓、葡萄、山楂之類果品，它們的酸味既可預防因流汗過多而耗氣傷陰，又能生津解渴，健胃消食。

3.夏季食用海鮮宜注意飲食衛生：不要吃生的，或半生不熟的，或外熟內生的海產品；海產品一定要燒熟煮透，以保證菌群被全部殺死；海產品要現吃現做，做熟後要盛裝在經過消毒的容器內，剩下的或冰存的海產品，下次食用前一定要充分加熱。

4.夏季宜多吃富含水分的蔬菜：瓜類屬冷涼性食物，能除暑濕，利二便，解毒涼血，疏通人體的「排毒管道」。

5.夏季宜多吃醋：在烈日炎炎的盛夏，由於氣溫高，出汗多，一方面人的唾液和胃裡的消化酶分泌減少，食欲普遍下降，另一方面胃酸濃度降低，胃腸蠕動減弱，消化功能也隨之減弱，食醋能增進食欲並促進消化液的分泌，提高胃酸濃度，從而有助於食物的消化與吸收。

6.夏季宜多喝粥：以下介紹幾款簡單方便又適宜夏季食用的粥品。

扁豆粥：粳米250克，白扁豆100克。具有健脾化濕、和中消暑止瀉的作用。對夏季中暑所致的吐瀉、食欲不振等病症患者較為適用。

薏米粥：粳米250克，薏米100克。具有健脾除痹、利水滲濕的功效。對食欲不振、腹瀉、水腫及皮膚扁平疣等病症患者較為適用。

綠豆粥：粳米250克，綠豆100克。具有清暑、健脾、解毒的作用。對糖尿病口渴者、中暑者及皮膚瘡癬等病症患者較為適用。

除了上述幾點夏日飲食要項外，還要注意少吃辣。由於辣椒可促進人體排汗，幫助消化，增加體內散熱量，食用後不僅能增加食欲，而且辣椒中含有豐富的維生素C和胡蘿蔔素，能夠抑制惡性腫瘤細胞的生長，具有抗癌作用。正因如此，很多人對其十分追捧，夏季也不例外。但實際上，過多食用辣味食物對腸胃不利，因為過多的辣椒素會劇烈刺激胃腸黏膜，使其高度充血，並且蠕動加快，進而引起胃痛、腹瀉等症狀，誘發腸胃疾病，甚至導致痔瘡出血。

秋季：調適生活，注意飲食四宜

秋季時，氣溫變化大，養胃在生活上要注意以下幾件事：

1.克服抑鬱心理：秋季，落葉紛飛，大地呈現出一派蕭瑟景象，易讓人產生抑鬱情緒。心情不好，鬱鬱寡歡，就會導致功能性消化不良、胃潰瘍等胃腸疾病加重。此時應保持情志的安寧，使神氣收斂，輕鬆坦然地面對周圍的一切，欣賞別有韻味的秋色。

2.「秋凍」要適度：「秋凍」是指初秋天氣轉涼時，有意地讓身體「凍一凍」。但「秋凍」須適度，因為胃腸道對寒冷的變化非常敏感，受涼後血液中組胺增多，會使胃酸分泌加強，胃腸痙攣，導致胃病復發。秋涼後要注意胃部和腹部的保暖，及時添加衣物，不要盲目

「秋凍」。

3.早睡早起：秋季時應依著雞鳴的規律起床，要早睡早起。「使志安寧，以緩秋刑」，神氣內收，不急躁暴怒和多愁善感，也不要使神志外馳、想得太多，否則外遇秋天的燥氣，便會使肺受到傷害。人的形、神要在秋天收藏好，否則到了冬天就容易發生消化不良、腹瀉等疾病。

除應早睡早起，也不宜終日閉戶或夜間蒙頭大睡，注意保持室內空氣流通。秋天夜長，不可過分熬夜，宜晚上22：00～23：00點上床睡覺，早晨6：00～7：00點起床。秋季早睡以養陽氣，早起以養陰氣。

4.秋季應防涼：雖然初秋仍有一段比較炎熱的日子，但是清晨已是涼風習習，故立秋後不宜赤胸露背以圖一時之快，應時刻防止涼氣的侵襲。雖要防涼，但也不能穿得過多、捂得太嚴，氣溫回升又脫衣，如此反復易患感冒。尤其是兒童和老年人，感冒發生以後容易出現噁心、嘔吐、腹瀉等一系列胃腸道不適反應。

5.秋季注意防燥：在中醫理論中，秋燥有濕燥和涼燥兩種，前者以中秋節前為主，且症狀多為陰虛內熱，如口渴、咽乾、大便難解等；後者以中秋節後為多，深秋漸至，氣候漸涼，症狀多以胃脘部隱隱作痛、反酸、便溏為主。兩種秋燥都會對慢性胃炎患者造成不良影響，因此應對秋燥要做好防範工作，如多喝水、使用室內加濕器等。

6.秋高氣爽多登山：秋季時分，山巔之間披紅掛綠，山川秀色盡收眼底。與親朋為伴，登山暢遊，既有雅趣，又可健身。在登山過程中，使肌肉的耐受力和神經系統的靈敏度獲得提升，心跳和血液循環加快，改善胃的局部循環，益胃和胃之功效明顯，對患有慢性胃炎的人是一種積極的調整和養護。

7.秋季衣裝應適宜：秋季氣溫逐漸下降，早晚溫差較大，氣候變化無常，兒童和老年人要順應氣候變化，根據天氣情況及時增減衣服，以防止引發呼吸道疾病，做好防病保健工作。

另外，秋天適當地進行冷水浴對胃很有好處。冷水浴是指用5～20℃的水溫進行沐浴，這個溫度範圍也正是秋天的自然水溫。選擇這個溫度的水進行沐浴，可以刺激神經，讓胃部運動起來，抵禦寒冷。同時，冷水沐浴可使皮膚血管收縮，讓血液流向內臟，加快臟器細胞的新陳代謝。當腹腔的血液循環加速時，可以引得胃部功能活躍，增強胃部消化功能。

需要注意的是，冷水浴應當從夏天開始，一直堅持到初冬。持之以恆才能達到健胃效果。

秋季飲食要注意以下幾件事：

1.初秋飲食宜清淡：初秋應以清淡質軟、易於消化的飲食為主，少食用多脂、厚味及辛辣上火的食物。遵守以下飲食原則，即可滿足所需營養：一是多食新鮮蔬菜瓜果；二是主食以稀為宜，如綠豆粥、蓮子粥、荷葉粥等；三是可適當飲些清涼飲料，如菊花茶；四是可以適當吃些醋，以預防腸道傳染病。

2.健康飲食宜選擇玉米：玉米含有較多的膳食纖維，能促進腸蠕動，縮短食物殘渣在腸中滯留的時間，減少人體對毒素的吸收，有通便和抑制腸癌的作用。

3.宜飯前吃水果：在生活中，很多人都習慣飯後馬上吃水果。其實，這種飲食方式很不科學。因為食物在胃內需要1～2小時的消化過程，才慢慢進入小腸內，飯後立即吃水果，水果在腸內經一兩個小時就能發酵，產生毒素，引起消化功能紊亂，嚴重的還會發生腸胃病。

4.多喝粥：胃腸功能不佳的人在秋季時宜多喝粥，以下介紹適宜秋季喝的粥。

鮮藕粥：鮮藕100克，粳米250克。此粥對肺胃有熱、咳痰咯血、口渴口臭、跌打損傷、瘀血滯留等病症患者較為適用。

蘋果粥：蘋果500克，小米、白糖各100克。此粥對氣力不足、消化不良、反胃、腸炎痢疾、大便乾結、高血壓等病症患者較為適用。

玉米麵粥：玉米麵50克，精鹽少許。此粥對食欲不振或因三焦氣化不利而引起小便短少，甚至尿道澀通等病症的患者較為適用。

冬季：早睡晚起，飲黃酒養胃健腎

古籍《黃帝內經》中宣導冬季養生理念為躲避寒冷，以保養人體內的陽氣，不使其宣泄，只有這樣才不會傷及腎。腎陽乃是一身之本，腎陽不保，胃陽從何談起？以下是冬日時節胃腸功能較弱者的日常生活注意事項。

1.防寒保暖：防寒保暖是冬季養生之要，日常活動都需要「暖補」，應隨時隨地暖手、暖腳、暖前心、暖後背。溫度太低時不要勉強出門，待天氣晴好的中午再出門活動。夜間使用電熱毯，只宜做睡覺前預熱被褥之用，建議不要整夜開著電熱毯，否則醒後會有口唇乾燥感，且長期使用易引發胃熱，產生胃痛、噯氣、口臭等症狀。

2.早睡晚起，靜心養生：醫學界已形成一種共識，即不良的情緒反應會導致功能性胃腸疾病。早睡以養陽氣，晚起以養陰氣，養陰藏神，要睡足七到八個小時，良好的睡眠能使人的情緒更趨於穩定、健康。

在情志上，冬季受火爐、暖氣、氣候乾燥等方面的影響，人們容易「上火」，情緒也易發生變化。中醫認為怒則氣上，喜則氣緩，悲則氣消，恐則氣下，驚則氣亂，思則氣結，都易擾動胃的陽氣。因此，冬季要順應萬物蟄藏之勢，保持沉靜心態，不要過於操勞，遇到不順心之事應保持冷靜，避免輕易生氣、發怒、焦慮和抑鬱等負面情緒。

3.寒夜宜多用熱水泡腳：「寒從腳起，冷從腿來」，根據中醫經絡理論，足陽明胃經從頭走足，故腿腳受寒將直接影響胃的功能。為預防胃經受寒，提倡入睡前用熱水洗腳，腳部血管受熱膨脹，血流加快，可有效改善腳部的皮膚和組織營養，使胃經之氣得到舒展，具有通胃氣、消食滯的功效。

4.冬季常開窗通氣：為了保暖，人們常將門窗緊閉，導致室內牆壁結「露」，玻璃淌「汗」。內溫外冷的環境使室內濕度飽和，出現「露」和「汗」。室內適宜的濕度為40％～50％，超過這個濕度則「居住濕處，易致身體感受濕邪，久之，會傷入肌表，或流注關節」，甚至「內侵臟腑，損及脾胃，造成脘腹脹悶，不思飲食」，因此冬季應常開窗通氣，以散發潮濕的空氣，也可排放室內多餘的二氧化碳和廢氣，對於呵護胃的健康很重要。

5.堅持運動：堅持運動能提高抗寒能力和胃腸的血液供應，增強脾胃功能，但要注意胃部保暖，大寒天氣不宜出門運動。

在生活細節之外，冬飲黃酒也能養胃健腎。黃酒可說是酒中瑰寶，它以糯米為原料，以酒麴為糖化發酵劑，經釀造而成，其色澤淺黃或紅褐，質地醇厚，口味香甜，香氣綿長，濃郁芳香。黃酒中含有多種人體必需的氨基酸和豐富的糖分，以及有機酸、蛋白質、礦物質、維生素和微量元素，被人們譽為「液體蛋糕」，具有極高的營養價值。黃酒有養胃健腎、和血行氣的功用。有詩云：「黃酒不傷身，微醉如酒神。品自香中來，天地皆入樽。」這充分說明了喝黃酒的好處。

冬天溫飲黃酒，可活血祛寒、通經活絡，能有效抵禦寒冷刺激，預防感冒。如果在黃酒中加點薑片煮後飲用，則不僅能活血祛寒，還能開胃健脾。

冬季也是進補的好時機，以下說明養胃要如何進補？

冬季應用溫中散寒、壯陽補益之劑，如黨參、黃芪、蛤蚧、鹿茸等，再配以滋陰補血之品如阿膠、龜板膠、生熟地、當歸等，加工成膏方或浸酒方，服用後有強壯身體、增強正氣的功效。對於一些慢性病患者，適當正確地進補，能調整臟腑功能、縮短病程。

但是進補強調辨證，並非人人都需要補，應該視患者具體情況，而且還要針對不同的季節特點來進行調整。中醫認為「脾胃為後天之本」，只有消化功能正常，氣血生化之源不衰，機體才能不斷地補充營養。可見腸胃在防病和養生方面也有重要的意義，因此要善於保護腸胃，尤其在進補的時候，必須顧及腸胃。

由於現代人的飲食比較油膩，經常吃大魚大肉，所以進補膏方前最好能花一兩周時間先調理腸胃，為膏方進補「開路」。

一般來說，在服膏方前應先到中醫師那裡服中藥調理腸胃，此舉能起到祛除體內邪氣、消除宿積、健運脾胃的作用，有利於消化吸收，同時也可使醫生瞭解患者的服藥反應，以及對藥物的適應性等情況，作為制訂膏方的參考。

在用中藥調理腸胃的同時，也應注意管住自己的嘴巴，控制飲食。具體來說，在進補膏方前，油膩的東西都要少吃，酒也要少喝，日常飲食應以清淡為主，多吃蔬菜和豆製品，水果則要選擇像蘋果之類具有養胃功能的，而西瓜、葡萄之類則應少吃。

在服用膏方期間飲食也有講究，應少吃油膩、辛辣的食品及海鮮，戒煙限酒。服膏方時不宜飲濃茶，含有人參的膏方忌食蘿蔔；含有首烏的膏方要忌豬血、羊血及鐵劑，且不能與牛奶同服。

膏方的服用在時間上也有一定的講究，最好是從冬至日起大約60天的時間內服用，初始可以每天早晨空腹服1匙，1周後可增至早、晚各1匙。如出現空腹服用後腸胃不適，則可在餐後服用。

第七章 理療法，中醫養胃有妙招

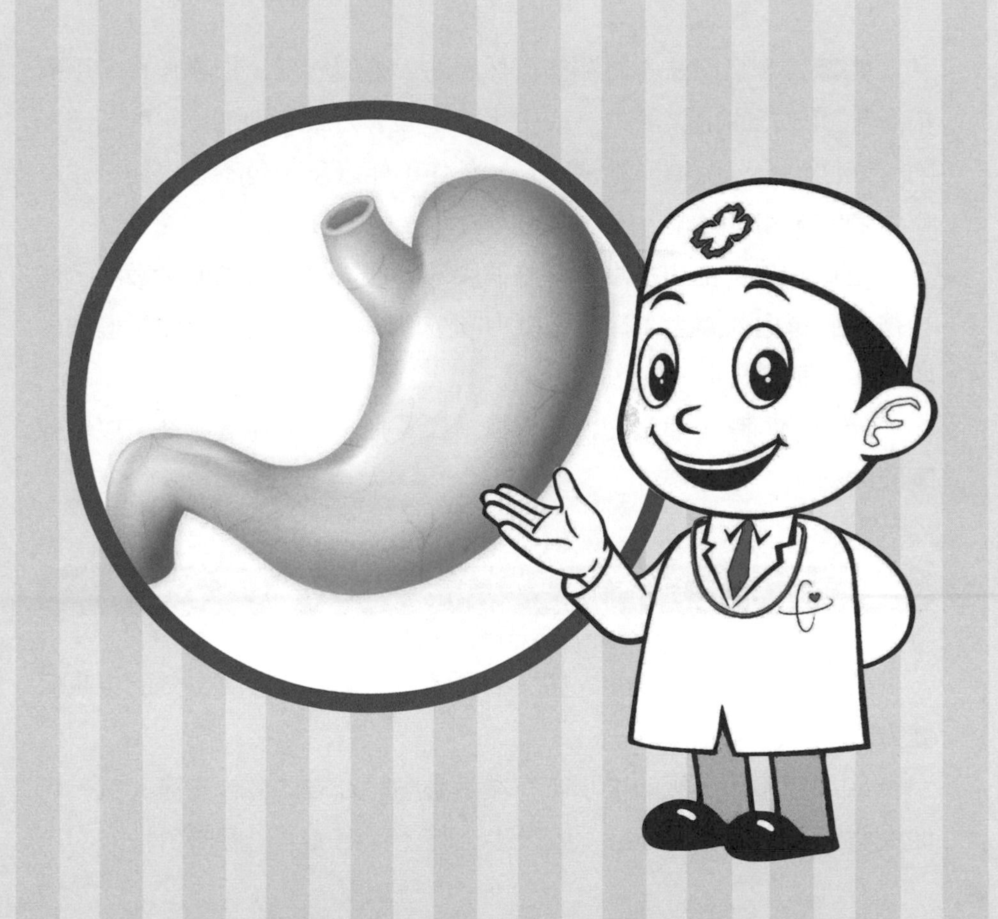

第一節 養胃的按摩調理

常用摩腹養胃手法

指摩法和掌摩法：肘關節自然屈曲，腕部放鬆，指掌伸直，用拇指或中間三指的指腹著力，或用手掌掌面著力於摩動部位，腕關節及前臂協同配合，做環形旋轉摩動。動作不能過急，也不宜過緩，注意輕重適宜，和緩協調，用力自如。

全腹按摩：是用指掌摩動整個腹部，通常先在臍部摩動數次，然後邊摩動邊向外擴大；接著做反方向按摩，從外向內，邊摩動邊向內收縮，至臍部為止。

摩腹的同時，通常配合採用按、揉、推、拿、振等手法，以增強摩腹的效果。

按摩左手緩解胃痛

經常按摩手部對應的人體反射區，是一個既簡便又有效的自我保健方式。

如果胃不好，飯前半小時在左手心順時針方向輕輕按摩36次，可促進胃液、消化酶的分泌；飯後半小時，可稍加力再順時針按36次，以促進胃排空食物，使胃不受累。脾的保養在左手，可觸摸手心面緊靠大拇指指根的部位，力度為摩擦皮膚「似挨非挨」，順時針摩擦64次。

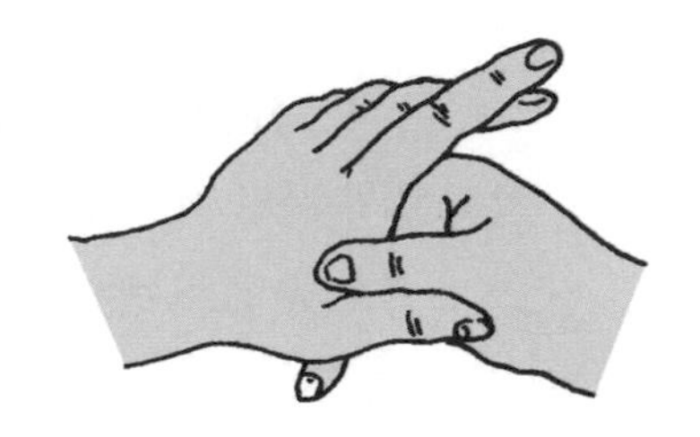

做手療按摩沒有特別的限制，開會、看電視、坐車、行走，隨時都可進行。如果記不清反射區，還可以全手都按摩。

耳壓，調理胃健康

耳朵不是一個孤立的器官，它和臟腑有著密切的關係。耳穴在耳部的分佈有一定的規律，與身體各部位相對應的穴位在耳郭的分佈像一個倒置的胎兒。當人體的內臟或軀體發病時，往往在耳郭的相應部位出現壓痛點、變色等反應，醫學上就根據耳穴與臟腑相對應的特性，進行針對治療。

耳穴貼壓療法簡稱耳壓法，是指在耳穴表面用膠布固定並用某些藥物種子進行貼壓的一種方法。此法簡便易行，花費少，且無毒副作用，是臨床上最常用的方法之一。常用的藥物種子有：王不留行（麥藍菜）、綠豆、萊菔子等。

耳壓法使用時應注意以下事項：

1.按壓耳穴應有一定的刺激量才能見效，在不損傷皮膚的前提下用力要適量，兩耳交替，輪流按壓。穴區皮膚損傷者忌用此法。

2.每次貼壓耳穴選取穴位3～5個即可，不宜過多。

3.貼壓期間避免耳郭被水浸濕，以防膠布（此為醫用膠布）脫落。對於膠布過敏者，不宜使用本療法。

以下介紹幾種腸胃病常見病症的耳穴療法。

1.急性胃炎

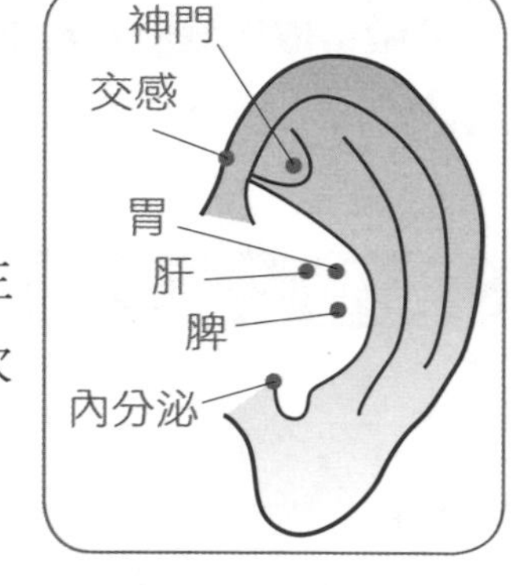

主穴：取脾、胃。

配穴：肝、交感、神門、內分泌等穴位。

操作方法：每次選2～3穴，分別貼壓王不留行各1粒，以重手法每日按壓10次，每次15下，5日為1個療程。

2.胃及十二指腸潰瘍

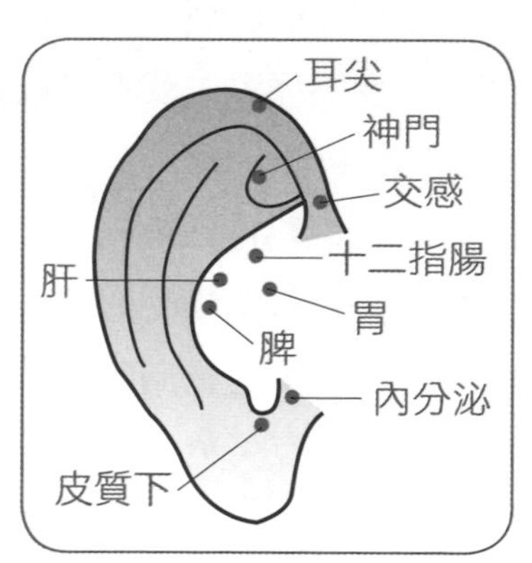

主穴：脾、胃。

配穴：十二指腸、肝、交感、內分泌、神門、皮質下、耳尖等穴位。

操作方法：每次選4～5穴，分別貼壓王不留行各1粒，每日按壓10次，每次15下，6日為1個療程。

3.胃下垂

主穴：脾、胃、下垂點。

配穴：內分泌、腹、膈、三焦、胰等穴位。

操作方法：每次選4～5穴，分別貼壓王不留行各1粒，每日按壓

10次，每次20下，15日為1個療程。

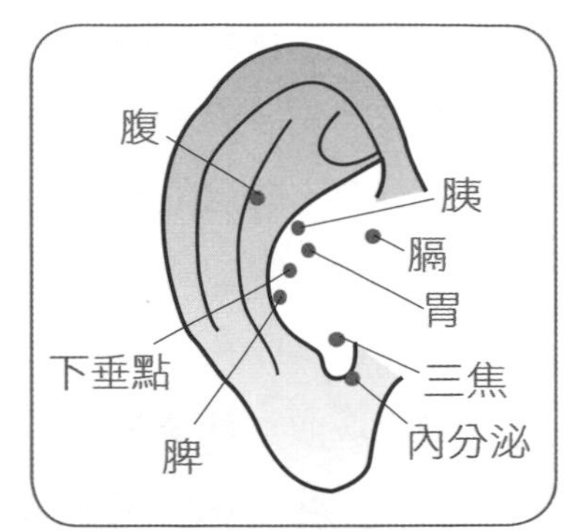

4.上消化道出血

主穴：肝、胃、賁門、腎上腺。

配穴：交感、脾、神門、皮質下等穴位。

操作方法：患者取坐位，醫者先用探棒在選穴區內尋找壓痛敏感點3～5個，在穴位處用75％乙醇（酒精）消毒，然後把王不留行或半個綠豆置於5毫米寬的膠布上，對準所選穴位的敏感點，固定好膠布，按壓3分鐘，間歇5分鐘後再按壓2分鐘。按壓時力量由輕漸重，以局部感到酸麻疼痛為好，5天為1個療程。也可用拇指指端直接按揉所選穴位敏感點，以局部感到疼痛酸脹為度。

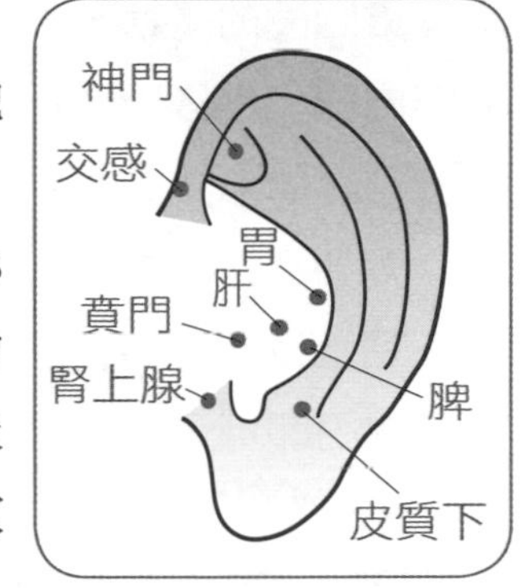

按摩頭部治胃病

中醫認為，人的頭部分佈著許多經絡和穴位，按摩頭部不但能夠疏經活絡、鬆弛神經，還能有助於胃病的康復。特別是按摩頭部的風池、太陽、承泣、人中、下關、天會、天宮、耳門、魚腰等穴位，對胃病的恢復有很大的幫助。

胃區位於人的頭部正面，也就是從瞳孔處開始，往上直到髮際處，並以此作為起點向上引，直到平行於前後正中線兩公分長的直線處。患有胃炎、胃潰瘍的患者，只要每天不定時地用食指來回按摩頭部胃區三次，即可達到幫助治療胃病的作用。需要注意的是，按摩途中要注意手指的力道，不宜太快速，要注意放慢速度。手指頭的力度以感到麻重為宜。

另外還有一種按摩方法，即將雙手指尖放在耳後，然後以最小的幅度向上移動，直至頭頂；再將指尖放在耳前的髮際上，利用指尖向上做畫圓圈的運動，直至頭頂；接著將指尖放在頭後，從頂部中央的髮際向上慢慢移動，直至頭頂；最後將整個手掌蓋在頭後部分，從兩側移到耳前部位，向上按摩到前額中央，再從前向後到頭頂。

需要注意的是，由於很多人對穴位的具體位置都不甚瞭解，強求在一點上按揉反倒會起反效果，因此，按摩時只要將這幾個穴位區域包括在內即可。

按摩四肢治胃病

除了雙手，在我們的手臂和雙腿上也有不少穴位和胃經有著潛在的聯繫，對它們進行按摩也能從經絡內部對胃進行調養。因此，在進行胃病康復治療時，不要忘了也按摩按摩上下肢，具體的方法如下。

患者坐在椅子上，自己用左手按摩右側的穴位，右手按摩左側穴位。主要按摩肩井、天井、曲池、內關、神門、養老、列缺、合谷、勞宮等穴位。按先左後右、先下後上的順序，每個穴位各按揉數次。其中，肩井和肩周穴位用手指拿捏，勞宮穴用掌跟平推。

需要按摩的腿腳部的穴位主要有髀關、伏兔、風市、血海、足三里、承山、太溪、太沖、湧泉等。患者用左手左腳按摩右側穴位，用右手右腳按摩左側穴位，按先上後下、先左後右的順序，每個穴位按摩數次，其中膝以上穴位用手按摩，膝以下穴位用腳跟按摩即可。

摩臍治胃病

胃痛可由多種胃部疾病引起，有輕有重，有時候熬一會兒就能挺過一陣胃痛；有時候胃藥、止痛藥吃了不少，也不見胃痛緩解。其實，過多服用止痛藥，反而會損害胃腸道黏膜，加重病情，根本無法達到止痛、消痛的效果。

對於經常胃痛而又沒有特效藥的胃病患者，難道只能痛苦地忍耐嗎？其實，有一種很簡單的方法，只要長期堅持，便能起到止痛、治病的效果。

這種治胃痛的方法就是按摩臍部。當胃病患者有胃痛徵兆，感覺胃痛快要發作時，應緩緩躺在床上，慢慢調整呼吸，使腹部完全放鬆。當腹部放鬆後，患者將手指尖輕貼在腹部，由上及下，由左到右，一邊手指輕顫，一邊緩緩按摩移動到臍部，如此反復，按摩幾分鐘，直到聽到肚中發出腸鳴聲，胃痛就會得到有效的緩解。

需要注意的是，胃痛患者在按摩時最好躺在較硬的木板床上，在按摩時不要過於用力，上下左右移動時也不要過快，動作要輕柔，速度要均勻。

第二節 其他理療法

泡泡腳也能養胃

泡腳療法簡便易行，很受胃炎患者的青睞。上班勞累了一天，晚上回到家，吃過晚飯，弄一盆熱水，加上一些中藥，泡一泡腳，既舒服，又能治療胃病。胃炎患者可根據自己的病情，在結合全身用藥的基礎上，採取各種泡腳療法，使全身治療與局部治療相結合。

▶ 黨參兩朮湯

藥物：黨參40克，白朮20克，蒼朮30克。

方法：上述藥物加水1公升，煎煮至沸騰，待溫熱後泡洗雙腳30分鐘。每日1次，10天為1個療程。

功效：補中益氣，健脾胃、降煩渴。

▶ 生薑木瓜湯

藥物：生薑30克，木瓜500克，米醋500毫升，芍藥50克。

方法：上述各物加水少許，煎煮至沸騰，待溫熱後泡洗雙腳30分鐘。每日1次。

功效：益氣補血、解鬱通乳。適用於產後體虛、慢性胃炎等症。

▶ 胡椒黃連湯

藥物： 胡椒、綠豆、乾薑、黃連各20克。

方法： 上述各物加水4.5～5公升煎煮20分鐘，取藥液3公升，兌水至藥液溫度40℃左右，浸泡雙腳。每日1～2次，每次30～60分鐘。

功效： 溫中散寒、下氣。適用於胃寒嘔吐、腹痛泄瀉、食欲不振等症。

熏洗療法治胃病

熏洗療法是中醫學外治法中非常重要的一種，是中醫學的重要組成部分。在薰蒸時，升騰的熱氣可使皮膚溫度升高，局部血管擴張，促進局部血液循環，加速物質的代謝。另外，各種藥物的性味不同，能通過皮膚吸收，發揮不同作用，糾正機體功能紊亂症狀，達到止痛目的。

▶ 良薑散寒湯

藥物： 高良薑、陳皮各10克，香附12克，乾薑、吳茱萸、木香各60克。

方法： 將上述藥加清水3公升，煮沸後再煮5～10分鐘，取藥液倒進搪瓷盆中，待不燙手時用毛巾蘸水反復擦洗腹部，每次15～30分鐘。每日1劑，早、晚各1次。

功效： 溫胃散寒，行氣止痛，對外感風寒、過食生冷引起的胃痛、腹痛有一定的調養作用。

▶ 枳實導滯湯

藥物： 枳實、白朮、大黃各30克，茯苓、橘紅各15克。

方法： 將上述藥放入砂鍋中，加清水3公升，煎至2公升。用牛皮紙將砂鍋口蓋住，視疼痛部位大小，在蓋紙中心開一洞，讓患者將痛處對準紙洞。若胃痛範圍較大，可以在砂鍋口上覆蓋一塊大布，罩住胃部和砂鍋口，以熱藥氣薰蒸痛處，每次薰蒸10～15分鐘。每日1劑，薰蒸2次，至癒為度。

功效： 消食導滯，對暴飲暴食引起的胃脘疼痛、脹滿、大便不爽、舌苔厚膩等症狀，能有很好的調養作用。

▶ 香附熏劑

藥物： 生熟香附各30克，炒小茴香20克，川楝子15克。

方法： 在砂鍋中加約3公升清水，煮沸；再投入所有藥物，煮10分鐘。用厚紙將砂鍋口封住，在蓋紙中心開一洞，患者的胃部可以對準紙洞熏。待藥液溫度不燙手時，可以用一塊乾毛巾蘸上藥液，將上腹部全部裹住，使發汗。每日1劑，每次薰蒸10～15分鐘。

功效： 能疏肝理氣，和胃止痛，對胃脘脹痛、噯氣頻繁、苔多薄白者有調養功效。

貼敷療法治胃潰瘍

貼敷療法是將藥物貼敷於身體特定部位，如穴位、手心、足心、肚臍等，使其發揮藥物和特定穴位雙重作用的治病方法。

穴位對藥物具有敏感性和放大效果，所以通過穴位給藥的藥效要高於一般部位給藥。通過藥物對特定部位皮膚的刺激，可引起皮膚和患處的血管擴張，促進局部和周身的血液循環，增強新陳代謝的能力，改善局部組織營養，提高免疫力。同時，隨著藥物進入體內，能起到一定的調理功效，達到止痛的效果。

▶ 花椒蔥白貼

藥物：花椒殼3克，薄荷腦1克，蔥白適量。

方法：將花椒研成粉狀，加入薄荷腦一同研勻，再將蔥白搗爛榨汁，調藥粉製成2個小藥餅，分別敷於兩側胃俞穴，外用醫用膠布固定。

功效：對寒邪犯胃型胃潰瘍有良效。

▶ 生薑貼

藥物：生薑1塊。

方法：將生薑放入火中煨熱，切成4片，分貼於胃部和胃俞穴，用手帕紮住。涼了可以更換，每次15～20分鐘。每天2次，3～5天為1個療程。

功效：對過食生冷引起的胃潰瘍有效。

▶ 消食貼

藥物：白朮15克，茯苓、砂仁、陳皮各10克，半夏6克。

方法：將白朮、茯苓、砂仁、陳皮、半夏研成細粉，將藥粉調成

2個小藥餅，分別敷於胃俞穴，外面用醫用膠布固定住。

功效：消食導滯，對暴飲暴食引起的胃脘疼痛、脘腹脹滿等有效。

▶ 行氣散

藥物：川楝子、延胡索、香附各6克，沉香3克，薑汁適量。

方法：將川楝子、延胡索、香附、沉香共研細末，加適量薑汁調成糊狀，敷於肚臍部，用紗布覆蓋好，再用膠布固定住，每日換藥1次。

功效：疏肝理氣，對肝氣犯胃、胃脘脹悶等有調養作用。

▶ 四物散

藥物：川楝子、延胡索各6克，白芍10克，甘草6克，香油適量。

方法：將川楝子、延胡索、白芍、甘草共同研成細末，用適量香油調成膏狀，取指甲大小攤於紗布上，貼敷於胃俞、中脘、足三里穴上。每次選用1～2個穴位，隔日更換1次。

功效：疏肝解鬱，瀉熱和胃，能緩解胃脘部灼熱疼痛。

熱敷治胃痛

熱敷是一種物理治療胃痛的方法，可利用熱毛巾、熱水袋、暖袋等直接敷在胃部，以減輕胃痛的程度。它能擴張血管、改善局部血液循環、促進局部代謝，能緩解胃部痙攣，促進瘀血的吸收。

一般用熱水袋熱敷，熱敷前用手背試溫，以不太燙為度。將熱水灌至熱水袋的2/3容量即可，排出袋內氣體，擰緊螺旋蓋，裝進布套內或用毛巾裹好，放在患病部位。也可把鹽、米或沙子炒熱後裝入布袋內，代替熱水袋熱敷。每天2～3次，每次15～20分鐘。

藥浴治胃病

藥浴療法是傳統醫學中重要的護胃養生方法。千百年實踐證明，它在防治疾病、美膚美髮、強身保健等方面均有良好效果。它是在中醫理論指導下，選配一定的中草藥，經過加工製成中藥浴液，進行全身沐浴或局部浸浴的外治方法。

藥浴是一種運用中醫內病外治理論的外治法。其作用機制是：藥物經皮膚黏膜吸收，進入血液循環，輸送到全身，引起整體藥理效應，藥物到達病灶，起到治療和保健作用。中藥是天然藥物，經加工製作後毒副作用明顯降低，加上中藥浴液的濃度低於口服藥液的濃度，一般不會引起人體明顯不良反應。同時藥浴對皮膚、黏膜的刺激小，很少會出現皮膚變態（過敏）反應。

根據功效不同，藥浴可以分為全身沐浴、頭面浴、目浴、手足浴、坐浴和局部浸浴等。具體應用時還要根據體質強弱、辨病或辨證的情況選取適當的藥浴方。

藥浴最重要的一點是水溫要控制好，避免過燙。一般水溫以30～40℃比較適宜。藥浴時注意保暖，避免吹風；洗浴完畢應立即擦乾皮膚，預防感冒。飯前飯後30分鐘內不宜洗浴，因飽食後體表血管受熱水刺激擴張，血液分佈到全身和下肢，胃腸道的血量供應減少，會降低胃酸分泌，使消化器官功能降低，從而影響食物的消化吸收。洗浴過程中如發現有藥物過敏現象，應立即停止洗浴。

下面介紹一種家庭保健藥浴方：接骨木花、迷迭香、鼠尾草、馬鞭草各50克，加3公升開水，武火煎30分鐘後過濾。浴液中加200克海鹽，攪勻即可。本方有強身健胃的作用。

第八章

藥為治，胃腸有病莫拖延

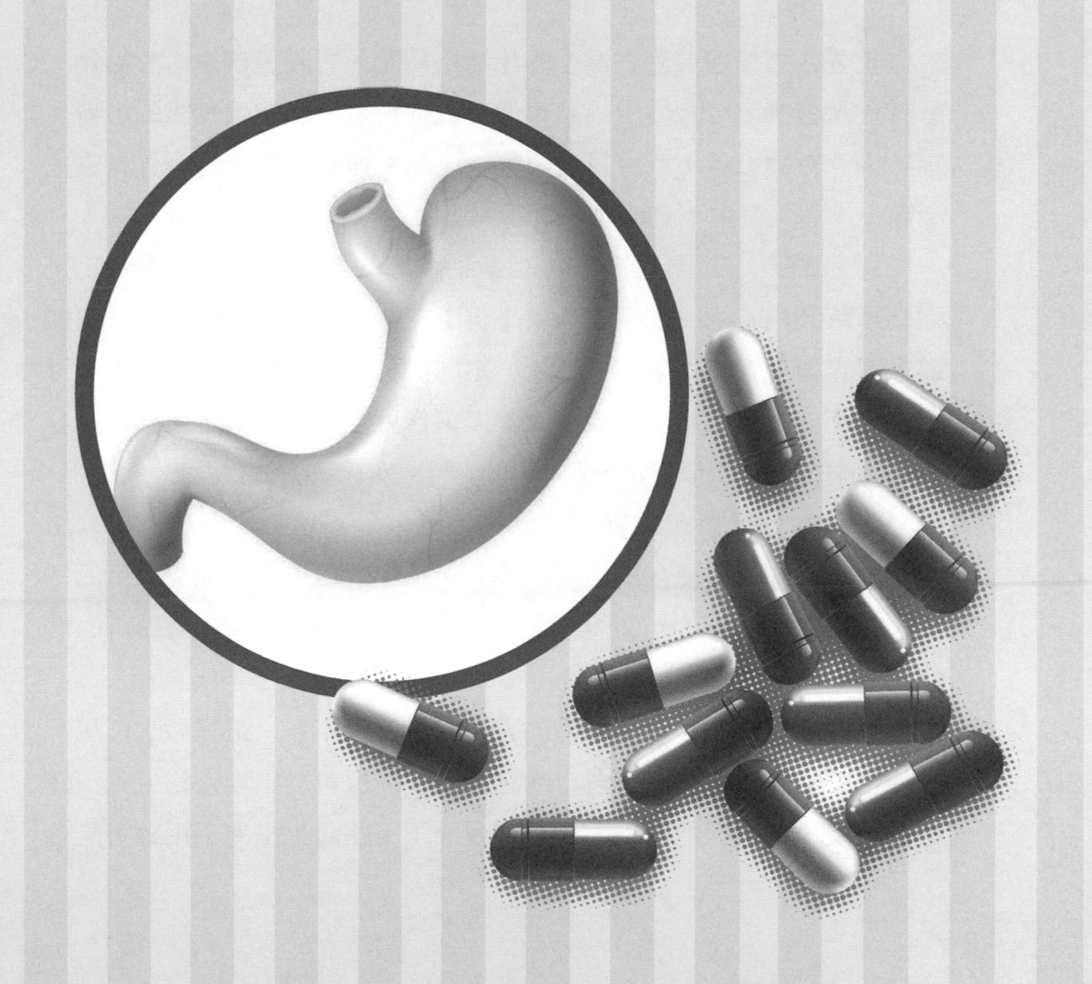

第一節 胃病用藥，要有原則

胃病需長期調理才能見效

首先，胃病患者應在醫生的指導下用藥。胃腸道疾病十分複雜，有時資深醫師都可能發生誤診事件，更何況是不懂醫學知識的患者。確診後，胃病患者不可盲目濫用藥物，需要停藥或換藥時應先諮詢主治醫生，以免發生不良反應。

胃病需要長期調理治療才能達到較好的效果，而很多患者正是因為短時間內的治療效果欠佳就不再堅持治療，導致病情惡化。要知道，胃腸道疾病的用藥需要進行一定的療程才能達到預期的效果，胃病患者不能因為症狀有所緩解或效果欠佳就停藥、換藥，這樣做很容易加重病情，延誤最佳治療時機。

還有一些患者在感覺某種藥物治療效果不錯時，會自行加大用藥量，殊不知，這種行為也是錯誤的。這種盲目加大或減少藥量的做法，常常會適得其反，不僅無法治療原有的疾病，還會增加新的病症，使病情加重。

胃腸疾病複雜多變，患者的醫藥常識畢竟不多，很難做到萬無一失地合理用藥。如果按照自己的意願用藥，很可能出現差錯，弄不好適得其反，延誤病情。下面具體來說一下不在醫生指導下用藥可能會出現的問題及危害。

1.隨意換藥：很多患有慢性腸胃病的患者，常因短時間內療效欠佳，就懷疑醫生的水準，於是聽信他人，屢找江湖醫生或所謂的秘方、偏方、驗方，隨意換藥，這樣患者得不到正規系統的治療，不但會使病情加重，而且很可能因此失去寶貴的治療時機，導致病情惡化。

2.藥量偏頗：很多腸胃病患者長期染病，求癒心切，於是自行加大藥量，以期達到徹底治癒的目的；或在用藥時過分關注藥物的不良反應，自認為小劑量比較安全，因而自行減量。實際上，盲目加大藥量常會適得其反，使一病未癒，再生他病；而自行減量則非但達不到藥效，反而貽誤病情，甚至產生耐藥性，所以，隨意加減藥量都是不可取的。

3.療程隨意：胃腸道疾病的用藥均有一定的療程，需要一定的時間才能達到預期目的。不能因為症狀有所緩解就停藥，或者因為效果不明顯就隨意改用他藥，放棄原有的治療方案。還有一些患者擔心治療不徹底容易復發，以為只要長期用藥就可以永絕後患，因而長期服藥，從不間斷，以致蓄積中毒，或者形成多次感染、藥物依賴性等。

4.多藥混用：有些患者以為用藥種類越多越有效，因此採用到處撒網的方式，多管齊下，聯合用藥。多種藥物聯合使用，有時的確可以增強療效，但配合不當也會產生拮抗作用，以致降效、失效，甚至產生毒性反應。比如同時使用H_2受體拮抗劑和硫糖鋁，作用不疊加，不良反應卻會增多。

5.停藥時間：胃腸病患者服用某些藥物該停不停，會引起毒副反應；而某些需要長期服用的藥物（如激素類）突然停用，則會導致病情加重，甚至會有生命危險。

6.時斷時續：定時服藥是為了維持血液中有一定的藥物濃度，但有些人吃吃停停，這樣顯然難以治癒疾病，甚至使病症因反復發作而加重。

胃病病情不同，藥物選擇不同

目前常用的胃腸病藥物有上百種之多，並仍不斷有新的藥物被開發運用。要想從種類繁多的中西藥物中選擇針對性較強的藥物，就要根據患者的具體情況，在醫生的指導下制訂合理的治療方案。概括來說，應該根據疾病的病因、病性、病位、病勢及不同症型來選擇藥物。

1.根據病因選藥：同一種胃腸病，可能由很多種原因引發，比如胃潰瘍患者，可能存在幽門螺旋桿菌感染，也可能沒有，這就關係到是否需要使用抗幽門螺旋桿菌的藥物；腹瀉患者可能為感染性的，也可以是過敏反應引起的，用藥時就有必要考慮這些病因，進行相關治療。

2.根據病性選藥：胃腸病從西醫角度有功能性與器質性之分。功能性疾病一般以改善症狀、緩解痛苦為主，用藥趨於柔和，有的甚至不需用藥，僅使用飲食及精神治療就行了；器質性病變則需根據病因、病灶進行有針對性的藥物治療。從中醫角度來看，疾病有實證和虛證之分，治療時要依據「虛則補之，實則瀉之」的治療法則來選藥。

3.根據病位選藥：胃腸道較長，有上消化道和下消化道之分，用藥也應該考慮病變的位置。比如，同是潰瘍，上消化道和下消化道的用藥就有明顯差異。柳氮磺胺吡啶是治療潰瘍性結腸炎的常用藥物，但對上消化道潰瘍不起任何作用。在促胃腸動力藥的使用上，嗎丁啉為胃動力藥，氯波比利和莫沙比利為全胃腸動力藥。抗生素的使用也和病位有關，如胃炎的幽門螺旋桿菌感染和腸炎的其他細菌感染在用藥上就需區別對待。

4.根據病勢選藥：病勢有緩急之分，中醫認為：「急則治其標，緩則治其本。」所以在選藥時也應該把這些因素考慮進去。其實這也包含了對症治療和對因治療的選擇。急性病症狀明顯，可以先選用一些緩解症狀的藥物，如止嘔、止痛、止瀉，即對症治療；慢性病症狀不明顯，可以直接選用針對病因的藥物治療，如抗感染等，即對因治療。

5.辨證選藥：胃腸病在使用中藥、中成藥時，還應該辨證來選擇藥物，通過辨證分型，選擇最合適的藥物，以提高療效。

胃病患者應正確看待新藥

隨著醫藥事業的快速發展，治療胃腸病的新藥如雨後春筍般大量問世，給一些疑難疾病患者帶來了希望。但由於新藥的化學結構是新近合成的，其藥理、毒理學特徵都不同於老藥，所以，需要經過長期臨床實踐，才能作出最後評價。因此，即使是值得推廣的新藥，在應用早期仍屬研究性質，一定要嚴格掌握適應症，不能濫用。

然而對新藥採取懷疑觀望的態度也是不足取的。任何新藥投放市場，都必須經過藥效和毒性兩方面的嚴格檢測，都要經過動物實驗和臨床藥理實驗。因此，對待新藥既要大膽試用，又要小心謹慎，積極配合醫生，嚴格掌握適應症、用藥劑量和療程，以期達到臨床應有的療效。

總之，新藥並不見得都是好藥，老藥並非都是差藥，用藥不要貪新求貴，應根據實際情況，分別對待。

中西藥治胃病的配伍禁忌

1.根據藥物代謝安排用藥時間：藥物代謝有一定的半衰期，掌握半衰期有助於及時用藥，維持藥物在血液中的濃度，達到治療腸胃病的目的。藥物半衰期如果是一天，那一天只需用一次藥。

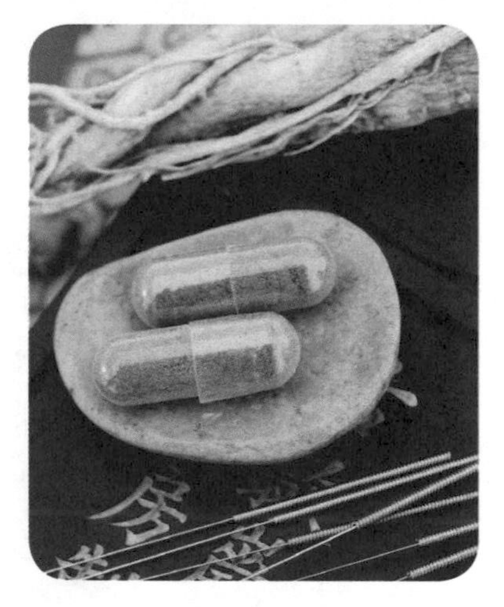

2.根據治療目的安排用藥時間：如抗幽門螺旋桿菌的藥物飯前服用比較合適，制酸藥物飯後服用比較好，等等。

3.根據使用藥物的不良反應安排用藥時間：在使用對腸胃有刺激的藥物時，飯後服用較好；有興奮作用的藥物則不宜晚上服用。

具體配伍禁忌如下表。

中藥類型	中藥名稱	禁忌的西藥	備註
鹼性中成藥	楂丸（片）、烏梅安胃丸、保和丸、五味子丸等	鹼性西藥如碳酸氫鈉（蘇打）、胃舒平、氨茶鹼、氧化鋁等	混用會降低藥效
含丹參成分的中成藥	丹參片等	西藥胃舒平	降低療效，導致西藥作用減退，甚至消失
含鞣質的中成藥	大黃、地榆、石榴皮、虎杖等組成的中成藥	麻黃素、奎寧、洋地黃、硫酸亞鐵、維生素B_1等	導致多發性神經炎、消化不良、食欲不振等
含碘的中成藥	昆布丸等	抗結核西藥異煙肼	失去抗結核作用
苦杏仁、桃仁、枇杷葉為主要成分的中成藥	感冒清熱沖劑、枇杷露、橘紅丸、蛇膽川貝液、再造丸等	嗎啡、度冷丁、可待因等麻醉、鎮咳藥	抑制呼吸器官活動，易導致呼吸衰竭
含汞的中成藥	朱砂安神丸、人丹、八珍丹、七厘散、紫丹、冠心蘇和丸、健腦丸等	溴化鉀、溴化鈉、碘化鈉、碘化鉀等	導致藥源性腸炎
含蟾酥的中成藥	益心丸、六神丸、麝香保心丸等	奎尼丁、普魯卡因胺等治療心律失常的西藥	產生拮抗作用，增加毒性反應，甚至使心臟驟停
含麻黃鹼的中成藥	通宣理肺丸、小青龍合劑、麻吉止咳片等	降壓藥和洋地黃、地高辛等強心藥	降低降壓藥的治療作用，引起心律失常

胃病患者的用藥姿勢及劑量

胃腸病患者在服用藥物時，所採用姿勢也會影響到藥物的療效。

國內外醫學專家的報導證明，躺著服藥片、藥丸，如果送服的水少，只有一半到達胃裡，另一半會在食道中溶化或黏附在食道壁上。這種情況往往會給患者帶來嚴重的後果。有的藥物是鹼性的，有的是酸性的，有的具有很強的刺激性，倘若在食道壁上溶化或停留時間過長，就會引起食道發炎，甚至發生潰瘍。

臨床經過X光觀察，發現躺著服藥，且只喝一口水送服藥物的人，有60％的藥物到不了胃裡，而黏附在食道壁上。站著服藥的人，用60～100毫升的水送服，5秒鐘左右藥就可到達胃裡。

這就充分表明，用站的姿勢服藥比躺著服藥的效果要好得多。因此希望大家在服藥過程中應站著，而且在服藥時還要多喝水，服用後不要馬上躺下，最好站立或走動一兩分鐘，以便藥物完全進入胃裡。應注意，千萬不可以乾吞藥物，因為乾吞的藥物最容易黏附在食道壁上，甚至會損傷食道黏膜。

要產生治療作用所需的藥物用量稱為「劑量」，藥物的服用劑量是通過一系列試驗得出的，不能多也不能少。藥物的作用和劑量關係十分密切，無論是什麼藥，把握好劑量非常關鍵，因為劑量的大小直接影響藥效及其不良反應。很多藥都有不同程度的胃腸道反應，所以胃腸道疾病用藥更加需要斟酌劑量。

一般來說，藥物的使用劑量要根據以下情況來決定。

1.病勢輕重：一般來說，病急病重者用量宜重；病緩病輕者用量宜輕。如病重藥輕，猶如杯水車薪，藥不能控制病勢；若病輕藥重，誅伐太過，則損傷正氣。

2.病程長短：通常情況下，新病患者正氣損傷較小，用量可稍重；久病者多體虛，用量宜輕。

3.體質強弱：體質強壯者用量可適當重，體質虛弱者用量宜輕，即使是用補益藥，也宜從小劑量開始，以免虛不受補。

4.性別：對於一般藥物，男女用量區別不大，但婦女在月經期、妊娠期，活血祛瘀藥的用量一般不宜過大。妊娠期間使用中藥，禁用毒性較強或藥性猛烈的藥，以免造成中毒或死胎。

5.年齡：老年人因肝腎功能衰退，使藥物的代謝排泄能力下降，致使藥物在體內停留的時間延長，易產生不良反應；小兒的身體尚未發育成熟，無論在藥物的吸收、分佈、代謝、排泄方面，還是對藥物的敏感性方面，均不同於成年人，故老幼用藥劑量應比成年人少。特別是作用峻猛、容易損傷正氣的藥物，用量應低於青壯年的用藥量。60～80歲老年人用藥劑量一般應減為成人劑量的三分之二，80歲以上老年人一般為成人劑量的二分之一。兒童用藥劑量按體重計算，計算公式為：成人劑量×兒童體重（公斤）/50（公斤）。

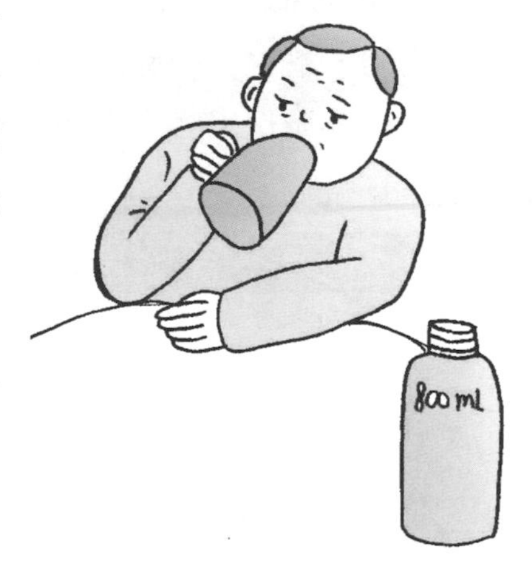

在確定服藥的劑量時，除注意以上因素外，還應考慮季節、氣候、心理及居所的自然環境等方面因素，真正做到因時制宜、因地制宜。

忌用茶水服藥

喝茶對人體健康長壽雖有多種益處，但卻不宜用茶水送服藥物。為什麼呢？這主要是由茶水中所含的成分如鞣酸和咖啡因等決定的。

服用多酶片、胰酶、胃蛋白酶等酶製劑時，由於這些酶的本質系蛋白質，用茶水送服，鞣酸與蛋白質結合，使蛋白質變性，酶失去活性。鞣酸尚可與生物鹼等多種活性物質結合而生成沉澱，使相應的藥物，如麻黃素、黃連素、可待因、硫酸阿托品、地高辛、去痛片等降效或失效。

大黃蘇打片、健胃片、小兒消食片等含有碳酸氫鈉，與茶水同服，鞣酸與碳酸氫鈉發生反應，使藥物分解破壞而失效。

缺鐵性貧血的患者常需服用硫酸亞鐵、富馬酸鐵、枸櫞酸鐵等鐵劑，如用茶水送藥，由於茶水中的鞣酸與亞鐵離子結合後產生沉澱，從而影響鐵的吸收。

雙嘧達莫（潘生丁）是通過增加心臟肌肉中的環磷腺苷而發揮作用的，茶水中的咖啡因可通過對抗環磷腺苷而使雙嘧達莫失效。

為確保用藥的有效性，還是不用茶水送服藥物為好。

膠囊不宜掰開服用

近年來，藥物的膠囊劑逐漸增多，有些患者嫌膠囊不好吞嚥，尤其老人和小孩更覺膠囊難吞，於是有的患者乾脆把膠囊掰開，將其中的藥粉倒出來服用，這樣做是不對的。藥物製備成膠囊劑的目的有三：

1.為了掩蓋藥物的不良氣味。

2.在胃中遇酸易破壞的藥物製成腸溶衣膠囊，可保持藥物的穩定性，以保證藥物效力充分發揮。

3.為了使藥品外觀悅目，使人不至於產生厭惡感。

如果我們把膠囊掰開服用，就有可能加大藥物對胃的刺激或降低藥效。為確保能按充分發揮藥物的治療作用，膠囊劑應整粒吞服，切不可將其掰開服用。

中藥不宜長期服用

很多胃病患者認為中藥沒有太多副作用，無論是治病還是補身，都可以長期服用。其實這種說法是錯誤的。中醫認為，「是藥三分毒」，更何況胃病患者本身胃動力不足，胃功能降低，長期服用中藥更容易引起胃黏膜損傷，引發潰瘍。

有人研究發現，連續服用中藥3個月以上的胃病患者，會出現腹脹、上腹不適、隱痛等症狀。胃鏡觀察，發現胃黏膜變薄，呈現出慢性炎症的病理變化。而且中藥成分複雜，某些成分會中和胃腔中的黏液，破壞黏膜屏障，引發胃病。另外，還有一些中藥對胃黏膜有直接破壞作用，長期服用會導致嚴重的不良後果。

所以說，選擇中藥治療時應在中醫的指導下嚴格用藥，瞭解不同中藥的不同藥性及服用方法，才能做到安全用藥。例如細辛、防風、黃芩、冰片等，久服可能出現腹脹、腹痛等症狀，胃病患者不宜過多服用。

止痛藥應慎用

有些胃病患者經常會感覺到胃部疼痛，而且每次有痛感時都會選擇服用止痛藥。這樣做雖然讓疼痛止住了，可下一次胃痛會更加厲害，而且長期服用止痛藥也會產生一定的耐藥性，當再次發病時必須加大用藥量才有止痛效果。

止痛片又名解熱鎮痛片，目前市面上的止痛藥品種繁多，作用機制不一，但共同點是都含有阿片生物鹼。阿片生物鹼能通過刺激中樞神經系統特定部分的阿片受體，而產生鎮痛消炎的作用。嗎啡是阿片中的主要生物鹼，能減少胃腸蠕動，刺激胃腸平滑肌，引起噁心、嘔吐等胃腸不良反應。長期濫服止痛藥會損傷胃黏膜，引發胃炎、胃潰瘍，甚至引發胃出血和胃穿孔。胃出血和胃穿孔是胃潰瘍最嚴重的併發症，治療不及時還有可能導致死亡。

因為止痛藥的鎮痛作用，很多人在長期濫服止痛藥後不能及時察覺胃部的不適，等到身體出現胃出血或者是胃穿孔的症狀時，已經錯過了胃病的最佳治療時間。所以說，胃病患者應避免長期大量服用止痛藥。如果一定要服用止痛藥，應在醫生的指導下服用，將對胃腸道的傷害降到最低。

睡前服藥效果好

大多數治療潰瘍病的藥物，每天最後一次服藥的時間都在臨睡前。這是因為此時服藥，這類藥物會對胃腸道黏膜起到一層保護膜的作用，可減少或阻斷潰瘍面與胃酸的直接接觸，降低胃內酸度，從而促進潰瘍面的癒合。

此外，由於胃酸的分泌具有晝少夜多的規律，白天由於食物的刺激，會使胃酸的酸度得到緩解，對於潰瘍面的刺激減少；而夜間受到相關神經調節的作用，會使胃酸分泌過多，此時沒有食物進行調節，就會使酸度增強，對潰瘍面的刺激會增大。因此，治療潰瘍病宜在臨睡前服藥。

第二節 治胃病，對症下藥療效佳

胃食道反流病的用藥

胃食道反流病是指過多的胃、十二指腸內容物反流入食道，引起的燒心、反酸等症狀，可導致食道炎和咽、喉等食道以外的組織受到損害。胃食道反流病的臨床表現多樣，輕重不一，典型症狀為燒心和反酸。

胃食道反流病容易在空腹時發作，因此用藥時應根據患者的生活習慣及發病時間等因素，制定具體的用藥方案。很多胃食道反流病患者對自己的病情不太瞭解，不知道用藥時間及用藥量與疾病的發作時間有關係，很容易因用藥不當而加重病情。胃食道反流病患者需要長期定時定量服藥，症狀緩解後可在醫生的指導下停藥，但要保持良好的生活習慣，節制煙酒，減輕工作壓力等。

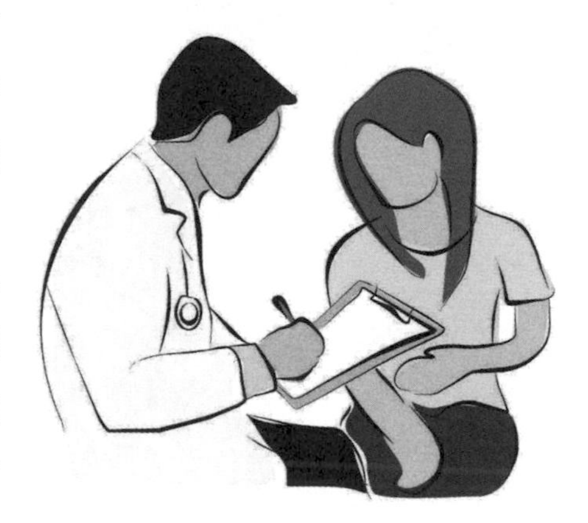

另外，很多患者在出現燒心症狀時，習慣自行購藥。有些藥物雖可緩解燒心症狀，但有時候患者會因不瞭解病情而選用了對

胃腸道刺激較大的藥物，這樣一來更易引發胃炎、胃潰瘍等疾病。

急性胃炎常用西藥

急性胃炎常用西藥分以下幾類：

1.**中和胃酸藥**：大黃碳酸氫鈉、複方氫氧化鋁、碳酸氫鈉等傳統藥物均可選用，但應注意遵醫囑。

2.**H_2受體拮抗藥**：西咪替丁、雷尼替丁、法莫替丁、枸櫞酸雷尼替丁、羅沙替丁（呱芳替丁、呱芳酯丁）、尼紮替丁等均可選用。

3.**質子泵抑制藥**：奧美拉唑、泮托拉唑、雷貝拉唑、伊索拉唑等均可選用，或遵醫囑。

急性胃炎常用西藥介紹如下：

1.複方氫氧化鋁（胃舒平）

藥理作用：本品有中和胃酸、減少胃液分泌和解痙止痛作用。

用法用量：口服，2～4片／次，1日3次。

注意事項：本品應飯前服用，或胃痛發作時嚼碎服用。

2.西咪替丁

藥理作用：為一種H_2受體拮抗劑，能明顯地抑制食物、組胺等刺激引起的胃酸分泌，並使其酸度降低。

用法用量：口服：每次200～400毫克，每日800～1600毫克，一般於飯後及睡前各服1次，療程一般為4～6周。注射：用葡萄糖注射液或葡萄糖氯化鈉注射液稀釋後靜滴，每次200～600毫克；或用上述溶液20毫升稀釋後緩慢靜注，每次200毫克，4～6小時1次。1日劑量不宜超過2克。也可直接肌注。

不良反應：本品在體內分佈廣泛，藥理作用複雜，不良反應多，對消化系統、泌尿系統、造血系統、中樞神經系統、心血管系統及對內分泌和皮膚等均有影響。

3.雷尼替丁

藥理作用：本品能有效抑制組胺及食物刺激後引起的胃酸分泌，降低胃酸和胃酶的活性，但對促胃液素及性激素的分泌無影響。作用比西咪替丁強5～8倍。

用法用量：口服，每日2次，每次150毫克，早、晚飯時服。維持量每日150毫克，於飯前頓服，療程4～8周。也可靜注給藥。

不良反應：靜注後部分患者出現頭面熱感、頭暈、噁心、出汗及胃刺激，持續10餘分鐘後可自行消失。有時在靜注部位出現瘙癢、發紅，1小時後消失；有時還可產生焦慮、興奮、健忘等。

4.法莫替丁（高舒達）

藥理作用：本品對基礎分泌及因給予各種刺激而引起的胃酸及胃蛋白酶分泌增加有抑制作用。其作用強度比雷尼替丁大6～10倍。

用法用量：口服，20毫克，1日2次（早餐後，晚餐後或臨睡前），4～6周為1個療程。潰瘍癒合後維持量減半，睡前服。靜注或靜滴，20毫克（溶於生理鹽水或葡萄糖注射液20毫升中），1日2次（間隔12小時），療程5天，一旦病情許可，應迅速將靜脈給藥改為口服給藥。

不良反應：少數患者有頭痛、頭暈、便秘和腹瀉，偶見皮疹、蕁麻疹（應停藥）、白血球減少、血清轉氨酶升高等。

5.奧美拉唑（渥米呱唑、奧克、洛賽克、活必唑）

藥理作用：本品特異性地作用於胃黏膜壁細胞，降低壁細胞中的H^+/K^+－ATP酶的活性，從而抑制基礎胃酸分泌和刺激引起的胃酸分泌。

用法用量：治療消化性潰瘍、反流性食道炎，每日早晨吞服20毫克；難治性消化性潰瘍，每日早晨吞服40毫克。治療十二指腸潰瘍，療程為2～4周；胃潰瘍和反流性食道炎的療程為4～8周。

不良反應：主要為噁心、脹氣、腹瀉、便秘、上腹痛等。皮疹和膽紅素升高也有發生，一般是輕微和短暫的，大多不影響治療。偶見血清氨基轉移酶增高、皮疹、眩暈、嗜睡、失眠等反應。

注意事項：若為可疑胃潰瘍，首先應排除癌症的可能性，因服用本品治療可減輕其症狀，延誤診斷；孕婦、哺乳期婦女慎用；肝腎功能不全者慎用。

6.泮托拉唑

藥理作用：是繼奧美拉唑、蘭索拉唑之後的第三種質子泵抑制劑。本品通過特異性地作用於胃黏膜壁細胞，降低壁細胞中的H^+/K^+－ATP酶的活性，從而抑制胃酸的分泌。與奧美拉唑和蘭索拉唑相比，本品對細胞色素P450依賴酶的抑制作用較弱。

用法用量：口服，40毫克，每日1次。靜脈滴注，每次40毫克，每日1～2次，臨用前將10毫升專用溶劑注入凍乾粉小瓶內，將上述溶解後的藥液加入0.9％氯化鈉注射液100毫升中，稀釋後供靜脈滴注，要求在15～30分鐘滴完。本品溶解和稀釋後必須在3小時內用完，禁止用其他溶劑或其他藥物溶解和稀釋。

不良反應：偶爾會引起頭痛和腹瀉。極少引起噁心、上腹痛、腹脹、皮疹、皮膚瘙癢及頭暈。個別病例出現水腫、發熱和一過性視力障礙（視物模糊）。

慢性胃炎常用西藥

慢性胃炎常用西藥分以下幾類：

1.胃黏膜保護藥，如：思密達（蒙脫石散劑）、硫糖鋁片（胃潰寧）、鋁碳酸鎂片（達喜）、雷尼替丁枸櫞酸鉍（枸櫞酸鉍雷尼替丁）。

2.抑制胃酸分泌藥，如：西咪替丁片（泰胃美）、雷尼替丁片、法莫替丁片、奧美拉唑膠囊。

3.消化不良藥，如：多潘立酮片（嗎丁啉）、西沙必利（普瑞博思）。

4.消除幽門螺旋桿菌藥物，如：甲硝唑、阿莫西林。

慢性胃炎常用西藥介紹如下：

1.鋁碳酸鎂

藥理作用：迅速中和胃酸，並保持很長一段時間；可逆性、選擇性結合膽酸；持續阻止胃蛋白酶對胃的損傷；增強胃黏膜保護因數的作用。

用法用量：除非另有醫囑，成人在飯後1～2小時，睡前或胃不適時服用1～2片達喜咀嚼片。推薦服法為1～2片/次，3～4次/天。治療胃及十二指腸潰瘍時，在症狀緩解後，至少維持服用4周。

不良反應：大劑量服用可導致軟糊狀便和大便次數增多，但是以推薦劑量服用時很少發生不良反應。腎功能損傷的患者不能長期、大劑量服用。

2.多潘立酮

藥理作用：為外周多巴胺受體拮抗劑，可促進食道的蠕動和食道下端括約肌的張力，防止胃食道反流，增加胃的收縮力，使幽門鬆弛，從而促進胃排空，改善胃與十二指腸的協調性。

用法用量：口服，每次10～20毫克，每日3次，飯前服。

不良反應：本品不良反應較少，主要有驚厥、肌肉震顫、流涎、平衡失調、眩暈等錐體外系症狀，也有導致月經失調的案例。

3.西沙必利

藥理作用：可增強食道、胃和十二指腸的收縮與蠕動，改善胃竇－十二指腸部的協調功能，防止胃－食道和十二指腸－胃反流，加強胃和十二指腸的排空，並可促進小腸和大腸的蠕動。

用法用量：口服，成人每日3次，每次5～10毫克，飯前服用。

不良反應：由於本品促進胃腸活動，可能發生暫態性腹部痙攣、腸鳴或腹瀉，此時可考慮酌減劑量。孕婦慎用。與抗膽鹼能藥合用可降低本品作用。本品可促進撲熱息痛、氨苄西林、左旋多巴及四環素等的吸收，但可抑制地高辛的吸收。

硫糖鋁治胃潰瘍

潰瘍病是常見的慢性全身性疾病，又叫消化性潰瘍。一般常以硫糖鋁進行治療。硫酸化二糖和氫氧化鋁的複合物稱為硫糖鋁，它可在胃液中凝聚成糊狀的黏稠物，這種黏稠物可依附在黏膜表面或潰瘍表面，起到保護作用，達到治療效果。

胃潰瘍患者服用硫糖鋁後，胃酸中凝聚成的黏稠物會附著在胃黏膜表面，與潰瘍創面附著，形成保護膜，抵抗胃酸、胃蛋白酶對潰瘍創面的進一步傷害。同時，硫糖鋁還能阻止氫離子向黏膜內逆彌散，促進黏膜上皮細胞的再生，起到幫助潰瘍面癒合的作用。

另外，硫糖鋁還能吸附胃液中的膽鹽成分，可以促進肉芽生成，有利於黏膜上皮細胞再生，繼而幫助潰瘍癒合。因為硫糖鋁在酸性環境中的作用力較強，所以應在餐前服用，晚上睡覺前再加服1次。在餐前服用硫糖鋁還有一個好處，可以促進硫糖鋁和蛋白質的結合；而如果在餐後服用，則會導致蛋白質吸收不足，不利於身體健康。

胃下垂的常用西藥

1.有助於消化的藥物

●乳酸菌素片，每次3～5片，每日3次，嚼服。有促進胃腸蠕動、促進胃液分泌及助消化、增強食欲的作用。

●胃蛋白酶合劑，每次10毫升，每日3次，口服。有消化蛋白質的作用。

●複方消化酶（多酶片），每次1～2片，每日3次，口服。有消化脂肪、澱粉、蛋白質的作用。

2.瀉藥

比沙可啶片，每次5～10毫克，每日1次。

3.止吐藥

甲氧氯普胺（胃複安）片，每次5～10毫克，每日3次，飯前半小時口服。或每次20～40毫克，肌注。多潘立酮片，每次10～20毫克，每日3～4次，口服。

4.增強胃平滑肌張力的藥物

加蘭他敏注射液，每次1毫克，每日2次，肌內注射，30日為一個療程。三磷酸腺苷注射液，每次20毫克，每日2次，分別於早、午餐前半小時肌注，25日為1個療程。

功能性消化不良的常用西藥

功能性消化不良常用西藥分類如下：

1.抑酸藥物，如複方氫氧化鋁（胃舒平）、複方鋁酸鉍、硫糖鋁、米索前列醇等。

2.抗幽門螺旋桿菌藥，如甲硝唑、紅黴素、阿莫西林。

3.胃腸動力藥，如甲氧氯普胺（胃複安）、多潘立酮、法莫替丁。

功能性消化不良常用西藥介紹如下：

1.舒可捷（硫糖鋁混懸液）

藥理作用：本品為胃黏膜保護劑，在酸性環境中與胃內滲出蛋白質結合成凝膠狀，覆蓋於胃黏膜表面，阻止胃酸、胃蛋白酶和膽汁酸的滲透，從而有利於黏膜再生和潰瘍癒合。

用法用量：口服，每次5毫升，每日4次，療程為4～6周。

不良反應：有便秘或腹瀉，偶有噁心、口乾等症狀。肝腎功能不全者慎用或不用。甲亢患者、抗維生素營養不良性佝僂患者等血磷酸鹽過少者，不宜長期服用本品。

2.甲氧氯普胺

藥理作用：本品作用於延髓催吐化學感受區（CTZ）中多巴胺受體而提高CTZ的閾值，具有強大的中樞性鎮吐作用，並能促進胃及上部腸段的運動，阻滯胃－食道反流。

用法用量：口服，每次10毫克，每日3次，餐前半小時服。肌注，每次10～20毫克。每日劑量不超過每公斤體重0.5毫克。

不良反應：可能有錐體外系反應，如靜坐不能、急性肌張力障礙、帕金森綜合症和遲發性運動障礙等。其他可有不安、嗜睡、眩暈、皮疹、腹瀉、便秘、月經紊亂，以及因刺激催乳素分泌造成溢乳、男性乳房發育及暫時性增加血漿醛固酮的濃度等。偶有尿失禁、支氣管痙攣反應。

3.顛茄

藥理作用：有解除胃腸道痙攣、抑制胃酸分泌的作用。

用法用量：成人口服，每次10～20毫克，每日3次。

不良反應：有口乾、視力模糊、少汗等。青光眼患者禁用。

脾胃不和選用中成藥

脾胃不和常表現為胃痛、腹部飽脹、食欲減退，甚至出現打嗝、燒心等症狀。有些人平時暴飲暴食，之後就會出現打嗝、呼出酸腐之氣等現象，這就是食滯胃脘症的表現，治療時可遵循消食導滯的原則，對症診治。

對大多數患者來說，由脾胃虛弱、消化不良引起的食欲不振、腹部脹痛、排便不暢等症狀，可用具有健脾開胃、行氣化滯作用的香砂和胃丸來調治；但是，伴有口臭、噁心、大便乾燥等症狀的患者不宜使用此藥。有胃脘寒涼等症狀的患者，可選用有溫胃暖中作用的溫胃舒，它有較好的療效。

當患者出現胃痛並伴有胃酸增多、口渴、愛喝冷水等情況時，屬於胃熱症狀，可服用牛黃清胃丸、黃連上清片、新清寧片等，以瀉火清胃。但是這類藥不能長期服用，否則會對脾胃造成損害。

脾胃出現問題，會嚴重影響患者的健康和食欲，使患者出現胃痛、食欲減退、燒心等症狀。對這些症狀，人們常稱之為「脾胃不和」，多因酒肉過度而引起，尤其是節假日期間，很多人都會出現脾胃不和症狀。節假日期間的脾胃不和多表現為食滯胃脘症，患者在發病前多暴飲暴食或飲食不衛生，導致飲食停滯、嗝出酸腐之氣等消化不良症狀。可選用一些中成藥進行治療，比如保和丸、加味保和丸、枳實導滯丸等。

有時候，工作壓力較大、飲食無規律也可引起脾胃不和。與節假日期間的脾胃不和不同的是，這類病症多表現為腹脹、腹痛等。此時，可選用香砂和胃丸進行調治。香砂和胃丸有健脾開胃、行氣化滯等功效，但不適用於實熱證胃病患者。

胃痛患者宜用的中草藥

1.山藥

性味歸經：味甘，性平，歸脾、肺、腎經。

功效主治：補脾養胃，生津益肺，補腎澀精。用於脾胃虛弱、飲食減少、便溏腹瀉、肺虛喘咳、腎虛遺精、帶下、尿頻等症；現代常用於慢性腸炎、消化不良、慢性支氣管炎、糖尿病、腎炎等。

用法用量：水煎服，15～30克。或入丸、散。

2.黨參

性味歸經：性平，味甘，歸脾、肺經。

功效主治：補中益氣，健脾益肺，生津止渴。用於神經衰弱、貧血症、低血壓症、糖尿病、胃潰瘍、胃炎等症。對於慢性胃炎、胃及十二指腸潰瘍、慢性腸炎者，黨參可與黃芪、白朮、茯苓等同用。黨參有抑制胃酸分泌的作用，對於胃酸分泌過多的胃及十二指腸潰瘍或胃炎尤為適宜。

用法用量：水煎服，9～30克。多複方應用，入丸劑或湯劑。

3.黃芪

性味歸經：性溫，味甘，歸肺、脾經。

功效主治：補氣升陽，固表止汗，脫毒生肌，利水消腫。用於久病體虛、胃及十二指腸潰瘍、脫肛、子宮下垂、胃下垂、糖尿病、低血壓、癰疽潰而不斂等。黃芪有防止幽門結紮所致胃潰瘍發生的作用，並能抑制胃液分泌，使胃液pH值上升。

用法用量：水煎服，9～30克。入丸劑或湯劑。

4.白朮

性味歸經：性溫，味苦、甘，歸脾、胃經。

功效主治：補脾、益肝、和中。用於慢性消化不良、慢性非特異性結腸炎、腎炎水腫、營養不良性水腫、慢性氣管炎等。白朮有益脾胃之陰氣、燥脾胃之寒濕的作用，常和黨參、枳殼同用，以治療脾胃虛弱引起的食後腹脹、四肢無力、慢性腹瀉等症。

用法用量：水煎服，6～12克。多複方應用，入丸劑或片劑。

5.白芍

性味歸經：性微寒，味苦、酸，歸肝、脾經。

功效主治：滋肝補腎，益精明目，養血。常用於貧血、慢性肝炎、動脈硬化、腓腸肌痙攣、胃腸痙攣疼痛等。白芍對葡萄球菌、肺炎雙球菌、痢疾桿菌、大腸桿菌、傷寒桿菌等有抑制作用，所含的芍藥苷對消化性潰瘍患者的胃黏膜有明顯的保護作用。

用法用量：水煎服，6～15克。或入丸、散。

6.蒼朮

性味歸經：性溫，味辛、苦，歸脾、胃、肝經。

功效主治：燥濕健脾，祛風勝濕，解表散寒，明目辟穢。用於胃炎、胃潰瘍、胃神經症、風濕性關節炎、夜盲症等。蒼朮所含的揮發成分對結核桿菌、金黃色葡萄球菌、大腸桿菌等有殺滅作用，並有促進腸胃蠕動的作用，有助於腸胃內容物的排空，增加食欲。

用法用量：水煎服，3～9克。

7.豆蔻

性味歸經：性濕，味辛，歸肺、脾、胃經。

功效主治：芳香化濕，健胃止嘔。用於濕濁中阻、不思飲食、寒濕嘔吐、胸腹脹痛、食積不消等。豆蔻有芳香健胃的作用，可促進胃腸蠕動。

用法用量：水煎服（宜後下），3～6克。或入丸、散。

8.厚樸

性味歸經：性濕，味苦、辛，歸脾、胃、肺、大腸經。

功效主治：芳香化濕，行氣除滿，溫中止痛，降逆平喘。用於濕阻中焦、氣機滯塞、胸腹脹滿、大便秘結、噯氣吞酸、寒濕泄利、痰飲喘咳等。厚樸是胃腸病常用藥之一，有廣譜抗菌作用，含有大量芳香性揮發油，有驅風健胃的功效。

用法用量：水煎服，3～9克。或入丸、散。

9.石菖蒲

性味歸經：性溫，味辛、苦，歸心、胃經。

功效主治：芳香開竅，安神醒腦，和胃化濕。用於痰濁蒙竅所致的神志不清、癲癇痰厥等，以及風痰阻絡所致的語言謇塞、舌喑不語；也用於濕濁中阻所致的胃氣不和、胸腹滿悶、脘腹脹痛、納差呃逆、腹瀉下痢、癰疽腫毒。其氣味芳香，長於化濕辟濁，在腸胃病方面多用於濕濁中阻、脾運不良、胃氣不和等。其煎劑內服能促進消化液的分泌、阻止胃腸內容物異常發酵，並有緩解腸胃平滑肌痙攣的作用。凡各種胃病，見濕濁中阻、脾運不良者，用之無誤。

用法用量：水煎服，3～9克。或入丸、散。

10.肉桂

性味歸經：性大熱，味辛、甘，歸腎、脾、心、肝經。

功效主治：補胃助陽，引火歸源，散寒止痛，活血通經。用於虛寒胃痛、女性血寒經痛、小便不利、脾寒泄瀉、腎虛作喘、陽虛眩暈等。肉桂含有揮發油（桂皮油），能增強腎功能，排除消化道積氣，緩解胃腸痙攣，促使消化道系統蠕動，健胃。

用法用量：水煎服，2～5克。或入丸、散。

11.花椒

性味歸經：性溫，味辛，歸胃、大腸經。

功效主治：溫中散寒，除濕止痛，殺蟲，解魚腥毒，用於膽管蛔蟲、雞眼、皮膚潰瘍感染、胃腹冷痛。花椒果皮含揮發油、生物鹼等，揮發油對腸胃有增強蠕動作用，可有效排除腸內氣體，殺蟲。

用法用量：水煎服，3～6克。或入丸、散。外用適量，煎湯熏洗。

12.八月劄

性味歸經：性寒，味苦，歸肝、膽、胃、膀胱經。

功效主治：疏肝理氣，活血止痛，除煩利尿。用於肝胃氣痛、胃熱食呆、煩渴、赤白痢疾、腰痛、脅痛、疝氣等。八月劄含脂肪油、亞油酸、甘油酯等。

用法用量：水煎服，9～15克。或浸酒。

13.陳皮

性味歸經：性溫，味辛、苦，歸肺、脾經。

功效主治：理氣調中，燥濕化痰。用於消化不良、急慢性胃腸炎、神經性嘔吐、妊娠嘔吐、上呼吸道感染、支氣管炎等。陳皮含揮發油，油中主要為檸檬酸。另含橙皮苷、胡蘿蔔素、核黃素等。陳皮有鬆弛平滑肌的作用，對於消除炎症和潰瘍癒合有良好的效果。

用法用量：水煎服，3～9克。或入丸、散。

14.萊菔子

性味歸經：性平，味辛、甘，歸肺、脾、胃經。

功效主治：消食除脹，降氣化痰。用於消化不良、慢性支氣管炎、慢性肝炎和腸梗阻等。萊菔子含芥子鹼、芥子油、甲硫酸等，其芥子油對葡萄球菌、肺炎球菌、大腸桿菌有抑制作用，多配伍行氣藥入丸、散、湯劑。

用法用量：水煎服，4.5～9克。或入丸、散，宜炒用。

15.山楂

性味歸經：性微溫，味酸、甘，歸脾、肝、胃經。

功效主治：消食健胃，行氣散瘀，用於肉食滯、胃脘脹滿、瀉痢腹痛、瘀血經閉、心腹刺痛、疝氣疼痛等。山楂可增加胃中消化酶的分泌，促進消化，並且對痢疾桿菌及綠膿桿菌均有一定的抑制作用。

用法用量：水煎服，9～12克。或入丸、散。

急性胃炎常用的中藥方

處方一 罹患胃炎，並有便秘、腹脹下痢等現象時，可取大黃9克（用酒洗），厚樸4.5克（制），枳實4.5克（炒）。

用法：水煎取汁，分2次溫服，每日服1劑。

功效：本方有通瀉利尿、清熱去痞的功效。

處方二 用手壓腹部會痛並有腹脹現象，還有嘔吐、胃痛、口臭、舌苔厚、食欲不振、便秘等症狀時，取柴胡12克，黃芩、半夏、芍藥各9克，枳實、大黃各6克，生薑4片，大棗4枚。

用法：水煎取汁，分2次服，每日服1劑。

功效：適用於急性胃炎。

處方三 平常腸胃虛弱，偶爾吃一些生冷食物就會引起胃炎者，可取蒼朮、白朮、陳皮、茯苓、半夏、當歸各6克，厚樸、川芎、白芷、枳殼、桔梗、芍藥、生薑、桂枝、麻黃、大棗、甘草、香附子各3克。

用法：共研成粉末，每次取適量服用。

功效：本方除了可治療胃炎外，還可治療腸炎、胃痙攣、胃潰瘍、十二指腸潰瘍及其他胃腸疾病。

處方四 胃痛或微痛，且有噁心、嘔吐、食欲不振、下痢、腹中腸鳴、心下痞堅等症狀時，可取半夏3～9克，黃芩3～9克，乾薑1.5～9克，人參3克，炙甘草3～6克，黃連3～4.5克，大棗4～5枚。

用法：水煎取汁，分2次服，每日1劑。

功效：本方有和胃降逆、開結散痞的功效，可治療胃腸功能失調、心下痞堅、寒熱互結、腸鳴下痢、食欲減退等。

處方五 適用於食積、胸膈痞滿、噯氣、吞酸、腹痛、泄瀉。山楂60克（薑汁泡），橘紅（炒）、神曲（炒）、麥芽（炒去殼）、半夏（薑制）、茯苓各30克，連翹、黃連、萊菔子各15克。

用法：共研末，水泛為丸，如梧桐子大。每次服6～9克，開水送下，每日服2～3次。

功效：適用於急性胃炎。

處方六 適用於急性胃脘痛，肝鬱胃寒型，症見脅下痛，氣上逆，噁心，欲吐不吐，舌苔白或黃，脈弦緊等。可取清半夏15克，高良薑、制香附、砂仁、炒枳殼（或炒枳實）各10克。

用法：水煎服，每日1劑，分早、晚2次溫服。

功效：具有理氣和胃、溫中止痛之功效。

處方七 患有濕熱型胃脘痛時，可取劉寄奴、麥芽各30克，甘草6克，濕梔子、連翹、鬱金各10克。

用法：用水煎服，每日1劑，分2次服用，30日為1個療程。

功效：具有清熱祛濕、解痘止痛之功效。

處方八 患有寒熱犯胃、飲食積滯型急性胃炎時，可取柴胡、蒼朮、半夏、黃芩、厚樸、陳皮各12克，黨參15克，甘草6克，生薑、大棗各10克。

用法：用水煎服，每日1劑，分2次服用。

功效：具有和解表裡、消滯、和胃止痛的作用。

處方九 蒼朮、厚樸、陳皮、廣木香、炒枳實各10克，砂仁、炙甘草各6克，生薑8克。

用法：用水煎服，每日1劑，分早、晚2次溫服。

功效：具有健脾行氣、和胃燥濕之功效。

胃癌常用的中草藥

1.八月劄：又名木通子，具有疏肝理氣、散結止痛的作用，是疏肝理氣的良藥，常用於治療胃癌、肝癌等。

2.旋覆花：為植物旋覆花和中藥旋覆花的通稱。早在《神農本草經》中就有對旋覆花的記載。現代研究發現，旋覆花中含有天人菊內酯，具有一定的抗癌作用。

3.代赭石：屬於氧化物類礦物赤鐵礦的礦石，具有平肝鎮逆、涼血止血等功效。適用於噯氣呃逆、噎膈反胃、吐血等症，與旋覆花一同入藥，具有鎮痛止痛等功效；與石膏一同入藥，有清胃降火的療效。

4.五靈脂：五靈脂是鼯鼠科動物複齒鼯鼠、飛鼠或其他近緣動物的糞便，性甘味溫，具有疏通血脈、散瘀止痛等功效。對胃癌患者腹痛、胸脅刺痛有一定的鎮痛效果。需要注意的是，五靈脂不宜與人參同用。

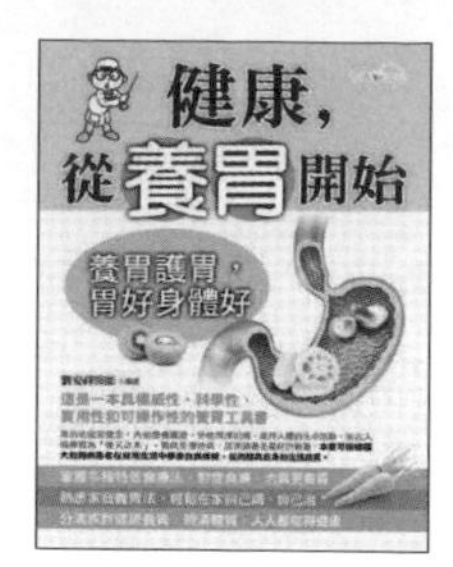

國家圖書館出版品預行編目資料

健康,從養胃開始 / 劉安祥著. -- 初版.
-- 新北市 : 金塊文化, 2015.01
248 面 ; 17 X 22.5公分. -- (實用生活 ; 17)
ISBN 978-986-90660-8-2(平裝)
1.胃疾病　2.保健常識
415.52　　103026846

實用生活 17

健康，從養胃開始

金塊文化

作　　者：劉安祥
發 行 人：王志強
總 編 輯：余素珠
美術編輯：JOHN平面設計工作室

出 版 社：金塊文化事業有限公司
地　　址：新北市新莊區立信三街35巷2號12樓
電　　話：02-2276-8940
傳　　真：02-2276-3425
E-mail：nuggetsculture@yahoo.com.tw

匯款銀行：上海商業銀行 新莊分行（總行代號 011）
匯款帳號：25102000028053
戶　　名：金塊文化事業有限公司

總 經 銷：商流文化事業有限公司
電　　話：02-55799575
印　　刷：大亞彩色印刷
初版一刷：2015年1月
定　　價：新台幣260元

ISBN：978-986-90660-8-2（平裝）

金塊文化